全皮下植入型心律转复除颤器
临床应用培训教程

主　审　张　澍　王景峰　汤宝鹏

主　编　陈样新　牛红霞　李耀东

中华医学电子音像出版社
CHINESE MEDICAL MULTIMEDIA PRESS

北　京

图书在版编目（CIP）数据

全皮下植入型心律转复除颤器临床应用培训教程 /
陈祥新, 牛红霞, 李耀东主编. -- 北京：中华医学
电子音像出版社, 2024. 11. -- ISBN 978-7-83005-409
-0

Ⅰ. R318.11
中国国家版本馆CIP数据核字第2024M9R676号

全皮下植入型心律转复除颤器临床应用培训教程
QUAN PIXIA ZHIRU XING XINLV ZHUANFU CHUCHANQI LINCHUANG YINGYONG PEIXUN JIAOCHENG

主　　编：	陈祥新　牛红霞　李耀东
策划编辑：	周寇扣　王　明
责任编辑：	周寇扣
责任印刷：	李振坤
出版发行：	中华医学电子音像出版社
通信地址：	北京市西城区东河沿街69号中华医学会610室
邮　　编：	100052
E-Mail：	cma-cmc@cma.org.cn
购书热线：	010-51322635
经　　销：	新华书店
印　　刷：	广东新京通印刷有限公司
开　　本：	787mm×1092mm　1/16
印　　张：	13.25
字　　数：	310千字
版　　次：	2024年11月第1版　2024年11月第1次印刷
定　　价：	138.00元

内容简介

　　本书由陈祥新教授、牛红霞教授、李耀东教授组织我国心律失常领域具有丰富临床经验和全皮下植入型心律转复除颤器（subcutaneous implantable cardioverter defibrillator，S-ICD）植入、管理经验的中青年专家组成编委会共同编纂而成。S-ICD是心脏性猝死预防领域的一项新技术，自问世以来，它为不适合植入经静脉植入型心律转复除颤器（transvenous implantable cardioverter defibrillator，TV-ICD）的患者提供了有效防治手段。本书就S-ICD的适应证、术前筛选及准备、植入流程、并发症及其处理、程控和随访等多个方面进行阐述，详细介绍了S-ICD的理论知识和临床应用要领，并通过操作视频（扫描下方二维码观看）、临床经典病例等分享实操经验。

　　本书是"全国植入式心律转复除颤器应用联合培训项目——全皮下植入式心律转复除颤器临床应用标准化培训"的培训教材，具有科学性、专业性、实用性的特点，适合心血管内科医师，尤其是从事心脏起搏临床工作的医师阅读。

扫码观看本书附带视频

主编简介

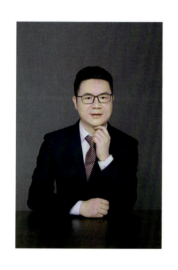

陈祥新

教授，主任医师，博士研究生导师。现任中山大学孙逸仙纪念医院副院长，中山大学中山医学院内科学系主任，主要从事心脏重构和血管稳态的研究。国家心律失常介入质控专家委员会委员，教育部新世纪优秀人才，广东省杰出青年医学人才。中华医学会心电生理和起搏分会第一届中青年电生理专业委员会副主任委员，中国医师协会心律学专业委员会常务委员，美国心律学会委员，中国健康管理协会高血压防治与管理专业委员会常务委员，广东省医师协会心血管内科医师分会副主任委员。《中华心血管病杂志》《中国介入心脏病学杂志》编委，《中华心律失常学杂志》通信编委。主持6项国家自然科学基金项目（含重点项目），以及多项省部级重点、重大项目。

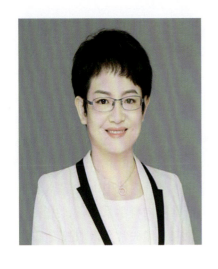

牛红霞

教授，主任医师，硕士研究生导师。国家心血管病中心　中国医学科学院阜外医院心律失常介入培训基地导师。中华医学会心电生理和起搏分会第八届委员会全国委员兼秘书长，中华医学会心电生理和起搏分会第七届委员会青年委员会副主任委员，国家心律失常介入诊疗技术质控中心器械亚专业组副组长，美国心律学会委员，亚太心律学会青年委员会委员，北京医学会心电生理和起搏分会青年委员会委员。《中国心血管病研究》《中华心脏与心律电子杂志》编委，《中华心律失常学杂志》通信编委。参与制定多项心律失常相关中国专家共识。发表SCI论文20余篇，主持国家重点研发计划、国家自然科学基金面上项目、中国医学科学院临床与转化基金等多个项目。参与国家科技攻关、国家重点基础研究发展计划（"973计划"）等多项课题。荣获中华医学科技奖二等奖一项。

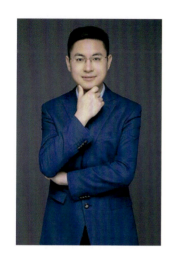

李耀东

　　教授，主任医师，博士研究生导师。现任新疆医科大学第一附属医院起搏电生理科副主任。中华医学会心电生理和起搏分会第八届全国青年委员，中华医学会心电生理和起搏分会第八届委员会心电生理和起搏创新工作委员会副主任委员，中华医学会心电生理和起搏分会第八届委员会心电学组委员，中华医学会心电生理和起搏分会第八届委员会左心耳封堵工作委员会委员，中国生理学会循环生理专业委员会委员，中国医师协会心律学专业委员会中青年电生理工作委员会委员，中国房颤中心联盟第一届左心耳封堵工作委员会委员，中国老年医学会心电与心功能分会第一届委员，中国医疗保健国际交流促进会心律与心电分会常委，美国心律学会委员。"全国心律失常治疗规范和新技术培训"项目培训导师。《中华心律失常学杂志》第五届通信编委，《心血管病学进展杂志》编委，《心肺血管病杂志》青年编委。主要从事心律失常的临床及基础研究，在国内外杂志共发表论文50余篇，其中SCI论文30余篇。主持国家自然科学基金项目3项，其中面上项目2项、自治区杰青项目1项。参编论著4部，获国家发明专利1项。

编委会

孙雅逊　浙江大学医学院附属邵逸夫医院

王　玮　波科国际医疗贸易（上海）有限公司

王国洋　波科国际医疗贸易（上海）有限公司

王晓星　波科国际医疗贸易（上海）有限公司

徐原宁　四川大学华西医院

薛玉梅　广东省人民医院（广东省心血管病研究所）

杨　莹　中山大学孙逸仙纪念医院（中山大学附属第二医院）

姚　娟　新疆维吾尔自治区人民医院

昃　峰　北京大学人民医院

曾　光　浙江绿城心血管病医院

张　磊　复旦大学附属中山医院

张　萍　清华大学附属北京清华长庚医院

张　澍　中国医学科学院阜外医院

周淑娴　中山大学孙逸仙纪念医院（中山大学附属第二医院）

周　颖　浙江省人民医院

主编助理　林　娜　中国医学科学院阜外医院

序

　　植入型心律转复除颤器（implantable cardioverter defibrillator，ICD）是医学史上的一项里程碑式的技术，是人类征服心脏性猝死（sudden cardiac death，SCD）的重大突破。自Mirowski和Winkle合作完成世界首例ICD植入，ICD的发展已走过40余年历程。ICD的植入技术已取得显著进步，SCD的防治效能也得到大幅度提升。ICD植入技术已从外科开胸手术植入、微创经静脉穿刺皮下植入，发展至如今的全皮下植入型心律转复除颤器（subcutaneous implantable cardioverter defibrillator，S-ICD）植入，以及即将进入中国市场的血管外植入型心律转复除颤器（extravascular implantable cardioverter defibrillator，EV-ICD）。

　　我国在ICD的临床应用及SCD防治方面，与国际平均水平相比，尚有一定差距。近年来，在中华医学会心电生理和起搏分会、中华医学会心血管病学分会及中国医师协会心律学专业委员会的共同努力下，我国SCD防治工作取得巨大进步，ICD植入的数量和开展植入技术的医疗中心逐步增多。

　　与传统的经静脉植入型心律转复除颤器（transvenous implantable cardioverter defibrillator，TV-ICD）相比，S-ICD无须通过静脉植入除颤电极导线，从而降低了发生电极相关并发症的风险，尤其适用于年轻患者和植入装置感染风险高的患者，且具有良好的有效性和安全性。然而，S-ICD在临床操作流程上，包括患者筛选、植入技术、术后管理，与TV-ICD存在差异。同时，目前国内开展S-ICD植入的中心较少，应用案例数量不多，许多医师对该项技术了解不足，且市面上暂无S-ICD相关书籍和培训教程，为促进该技术的普及和推广，陈样新教授、牛红霞教授、李耀东教授组织了一批有丰富S-ICD植入和管理经验的中青年专家组成编委会，共同编写了《全皮下植入型心律转复除颤器临床应用培训教程》。

　　本书深入浅出地阐述了SCD防治基础知识和S-ICD植入患者的选择、筛选、植入及术后管理，并收录了具有代表性的病例，部分内容还辅以视频讲解。本书着重于临床实践和实用性，是我国目前关于S-ICD最全面、系统，且具有高度操作性和指导性的专著，对于提升我国S-ICD技术水平具有重要的意义。

　　本书的出版将成为S-ICD植入领域知识拓展的重要培训教程和参考读物。此外，参与编篡的编委们凭借其丰富的临床经验，为我国SCD的防治事业做出重要贡献。鉴于此，欣然为此书作序，希望其能成为广大心血管内科医师的良师益友。

中国医师协会心律学专业委员会　主任委员

国家心律失常介入技术质控中心　主任

张　澍

2024年9月

心脏性猝死（sudden cardiac death，SCD）是指由于各种心脏原因引起的突然发生、进展迅速的自然死亡，死亡通常发生在症状出现后1h内。SCD是直接危及人类生命的"头号杀手"，其每年导致的死亡人数甚至超过脑卒中、肺癌、乳腺癌及获得性免疫缺陷综合征（acquired immunodeficiency syndrome，AIDS）患者的总和，已成为较常见的临床问题和社会公共问题。SCD多数由心搏骤停（sudden cardiac arrest，SCA）引起，主要是心室颤动所致，大多数患者先出现室性心动过速，持续恶化引发心室颤动，若未能及时接受有效的除颤治疗，往往导致死亡。

SCA具有突发、迅速、无法预测和死亡率高等特点，且大多发生在院外，这使抢救的成功率显著降低。即使在欧美发达国家，SCA院外抢救成功率也仅为5%左右，在中国，SCA院外抢救成功率甚至不到1%。因此，识别SCD高危人群并采取积极的预防措施，对降低SCD发生率具有重要意义。植入型心律转复除颤器（implantable cardioverter defibrillator，ICD）的问世对于SCD的预防具有跨时代意义，多项大型临床试验证据已经证实，ICD是目前预防SCD最为有效的治疗手段。

然而，经静脉植入型心律转复除颤器（transvenous implantable cardioverter defibrillator，TV-ICD）存在一定的局限性。1990—1999年，美国食品药品管理局（Food and Drug Administration，FDA）报道了近30万例关于TV-ICD的电极导线故障报告。此外，仅50%左右的TV-ICD使用寿命可达到10年以上。这意味着，许多接受TV-ICD植入的患者需要接受多次手术，且随着电极导线使用时间的增长，其出现故障的概率也会增高。TV-ICD能引起静脉穿刺及囊袋相关并发症，以及心脏穿孔、瓣膜被电极导线影响、感染后处理等诸多复杂问题。正是由于TV-ICD存在这些局限性，全皮下植入型心律转复除颤器（subcutaneous implantable cardioverter defibrillator，S-ICD）应运而生。不同于TV-ICD，S-ICD的电极导线放置于胸骨上方，与胸骨平行，其植入过程不需要在胸部X线下进行。尽管患者在术后可感觉皮肤下存在S-ICD，但该手术在胸前留下的瘢痕微小，因此患者的接受度和舒适度普遍较高。

目前，我国能够常规开展S-ICD植入的医疗中心数量有限，许多医师对S-ICD植入和管理流程了解不足；同时，我国S-ICD植入量与临床需求之间仍存在较大差距，在S-ICD植入量的提高和技术普及方面尚存在不足。现有的S-ICD植入医师的数量远不能满足临床需求，技术水平和规范也有待进一步提高。在中华医学会心电生理和起搏分会、中国医师协会心律学专业委员会的指导下，我们组织国内有深厚理论知识和丰富实践经验的专家组成编委会合作撰写了《全皮下植入型心律转复除颤器临床应用培训教程》，旨在使S-ICD技术在SCD预防中得到更加广泛、规范的运用。

本书具有科学性、专业性、实用性等特点，适合广大心血管内科医师，尤其是从事心脏起搏临床工作的医师阅读。希望本书的出版能为读者理解和掌握该技术提供一定的帮助，并为我国SCD防治工作尽一份绵薄之力。在此，也衷心感谢编委会全体同仁、中华医学会心电生理和起搏分会、中国医师协会心律学专业委员会、中华医学电子音像出版社对本书出版给予的悉心指导、大力支持和无私帮助。并恳请大家不吝赐教，提出宝贵意见，以备来日修改完善。

陈祥新

2024年9月

目　录

第一部分　理论知识

第二部分　临床经典病例

第一部分　理论知识

## 第一章

心脏性猝死高危人群的识别

心脏性猝死（sudden cardiac death，SCD）的主要直接原因是室性心律失常（ventricular arrhythmia，VA），如心室颤动（ventricular fibrillation，VF）或室性心动过速（ventricular tachycardia，VT）。然而，SCD并非一个孤立事件，患者常存在潜在的心脏基础疾病，常见的病因：①器质性心脏病（structural heart disease，SHD），如冠状动脉粥样硬化性心脏病（coronary atherosclerotic heart disease，CHD，以下简称"冠心病"）、原发性心肌病［扩张型心肌病、致心律失常型右心室心肌病（arrhythmogenic right ventricular cardiomyopathy，ARVC）、肥厚型心肌病（hypertrophic cardiomyopathy，HCM）等］、炎症性心肌病（心肌炎、心脏结节病等）、心脏瓣膜病及先天性心脏病等；②心脏结构正常的原发性心电疾病，如长QT间期综合征（long QT syndrome，LQTS）、Brugada综合征、短QT综合征（short QT syndrome，SQTS）、儿茶酚胺敏感性多形性室性心动过速（catecholamine-sensitive polymorphic ventricular tachycardia，CPVT）、预激综合征及早期复极综合征（early repolarization syndrome，ERS）等。

一、心脏性猝死的风险评估

尽管有心肌梗死或心力衰竭病史的人群发生SCD的风险较高，但仍有40%的SCD发生于左心室射血分数（left ventricular ejection fraction，LVEF）轻度降低（LVEF > 40%），甚至LVEF完全正常的患者。50%的SCD发生于从未被诊断出心脏疾病的人群中，这为SCD的预防和治疗带来极大的挑战。如何在一般人群中识别SCD高危人群是临床的一项重要难题。利用现有的方法评估SCD风险是防治SCD的关键环节，对患者进行SCD风险评估主要围绕病史询问和体格检查、相关检查这2个方面进行。

（一）病史询问和体格检查

1. 详细的病史询问　重点询问和鉴别心律失常相关的晕厥，询问直系亲属中是否有猝死（包括溺水、车祸死亡）、癫痫、耳聋、婴儿猝死综合征、心力衰竭，以及年龄在50岁以下的起搏器植入史等家族史。

2. 体格检查　是否存在特征性的心脏杂音，以及狼疮面容、环状红斑、血管角化瘤等特征性的皮肤改变等，均提示有致心律失常性基础心脏病的可能。

（二）相关检查

1. **实验室检查**　脑利尿钠肽（brain natriuretic peptide，BNP）、超敏C反应蛋白（hypersensitive C-reactive protein，hsCRP）、超敏肌钙蛋白、总胆固醇（total cholesterol，TC）等指标可用于SCD的风险评估，但这些指标并不足以作为植入型心律转复除颤器（implantable cardioverter defibrillator，ICD）植入的依据。

2. **专科检查**　包括常规12导联心电图、动态心电图、信号平均心电图、T波电交替检测、平板运动心电图及植入型心电记录器监测等，也是筛选SCD高危人群和评估药物治疗效果的有效手段。

3. **影像学检查**　超声心动图、磁共振成像及冠状动脉计算机体层血管成像（computed tomography angiography，CTA）可以从心脏结构、功能、瘢痕负荷及血管狭窄等多个方面综合评估患者的基础心脏疾病状况。缺血性心脏病患者血运重建后及非缺血性心脏病患者优化药物治疗后LVEF≤35%，即使不存在持续性室性心动过速或心室颤动也符合目前相关指南中推荐ICD植入的标准，以进行SCD一级预防的Ⅰ类适应证，但在临床中该适应证的阳性预测率并不高。为更有效地识别高危患者并提高ICD的治疗效果，我国学者提出了"1.5级预防"的概念，即在上述心功能评价的基础上，强调晕厥及先兆晕厥史、非持续性室性心动过速（non-sustained ventricular tachycardia，NSVT）及频发室性早搏（LVEF<25%）在识别高危人群中的重要作用。

4. **药物激发试验及运动试验**　可在诊断Brugada综合征、CPVT、隐匿性预激综合征及长QT间期综合征等疾病中发挥一定的作用。

5. **电生理检查**　在一定程度上，有助于阐明不明原因的晕厥及进行预后评估，然而，在不同的患者群体中，其应用价值存在差异。

6. **基因检测**　基因检测在猝死风险评估中的价值更多地被关注。《2022年欧洲心脏病学会（European Society of Cardiology，ESC）室性心律失常患者管理及心脏性猝死预防指南》（以下简称"《2022年ESC室性心律失常管理和SCD预防指南》"）推荐以下人群应进行基因检测或遗传咨询：一级亲属被诊断为患有VA或SCD风险相关的遗传性疾病；临床疑诊为Andersen-Tawil综合征、Brugada综合征、CPVT、短QT综合征的患者等。

二、猝死的风险评估和预防处理流程

《2022年ESC室性心律失常管理和SCD预防指南》针对以下3种临床情况下的猝死风险评估和预防处理进行了推荐。

（一）室性心律失常患者

无已知心脏疾病的VA患者的猝死风险评估和预防处理分为2种情况：偶然发现NSVT（图1-1-1）和首次发现持续单形性室性心动过速（sustained monomorphic ventricular tachycardia，SMVT）（图1-1-2）。

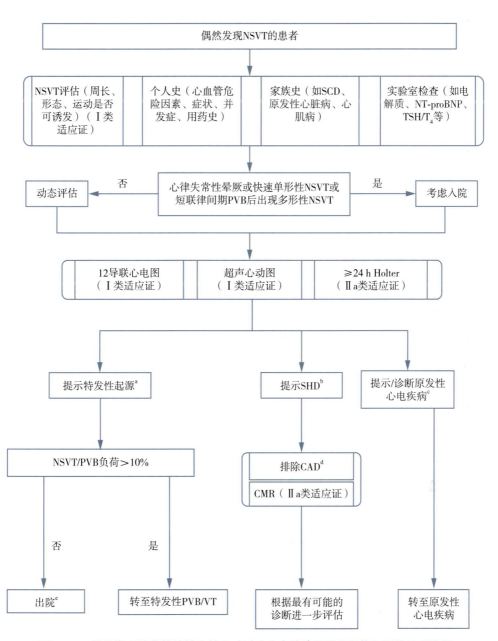

图1-1-1　偶然发现的非持续性室性心动过速患者的猝死风险评估和预防处理流程

注：NSVT. 非持续性室性心动过速；SCD. 心脏性猝死；PVB. 室性早搏；SHD. 器质性心脏病；TSH. 促甲状腺激素；T$_4$. 甲状腺素；Holter. 动态心电图；VT. 室性心动过速；CHD. 冠心病；CMR. 心血管磁共振；NT-proBNP. N-末端脑利尿钠肽前体。

a. 心电图形态提示右心室流出道（right ventricular outflow tract，RVOT）或束支起源，家族史阴性，12 导联心电图和超声心动图正常；b. 如房室传导异常、Q 波、宽 QRS 波、ST/T 波偏移、异常高电压或低电压，心室功能障碍 / 扩张 / 肥厚 / 室壁变薄、室壁运动异常、多靶点 PVB/NSVT/ 运动增加室性心律失常负荷；c. 若心电图提示 Brugada 样改变、长 / 短 QT 间期、运动时出现多形性 / 双向室性心律失常；d. 诊断试验，根据患者资料和症状排除冠状动脉疾病（coronary artery disease，CAD）、CHD；e. 在出现新的症状或患者临床情况变化时考虑再次评估。

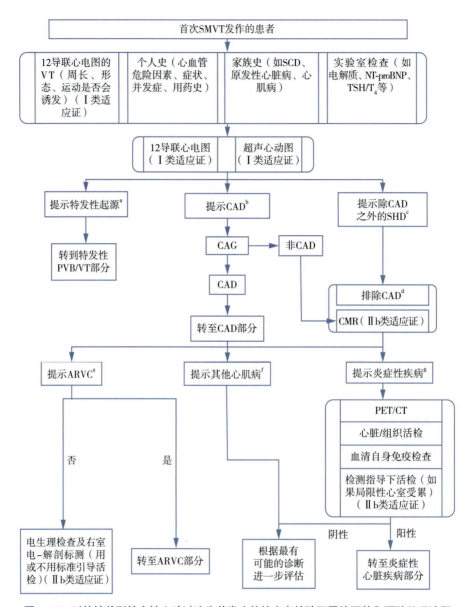

图 1-1-2　以持续单形性室性心动过速为首发症状的患者的猝死风险评估和预防处理流程

注：SMVT. 持续单形性室性心动过速；VT. 室性心动过速；PVB. 室性早搏；SCD. 心脏性猝死；TSH. 促甲状腺激素；T_4. 甲状腺素；NT-proBNP.N- 末端脑利尿钠肽前体；CAG. 冠状动脉造影；ARVC. 致心律失常型右心室心肌病；PET/CT. 正电子发射计算机体层显像；CMR. 心血管磁共振成像；CHD. 冠心病；SHD. 器质性心脏病；CAD. 冠状动脉疾病。

a. 心电图形态提示右心室流出道或分支起源，家族史阴性，12 导联心电图及超声心动图正常；b. 如异常 Q 波、QRS 碎裂、ST/T 异常、冠状动脉支配区域室壁运动异常；c. 房室传导异常、Q 波、宽 QRS 波、T 波倒置、异常高电压或低电压、心室功能障碍 / 扩张 / 肥大 / 室壁变薄 / 室壁运动异常 / 弥漫性运动减退；d. 根据患者资料和症状进行诊断性试验排除冠心病；e. 根据修定的工作标准；f. 如 AV 传导异常、宽 QRS、ST/T 偏移、多形性 PVB、炎性充血和水肿、纤维化、左心室和右心室收缩功能障碍、心包积液；g. 房室传导阻滞、QRS 增宽、ST/T 改变、多源室性早搏、炎症性充血和水肿、纤维化、左心室和右心室收缩功能障碍、心包积液。

（二）心脏骤停幸存者

对于既往有过心搏骤停（sudden cardiac arrest，SCA）病史的患者，建议通过12导联心电图进行评估，若心电图显示ST段抬高心肌梗死（ST segment elevation myocardial infarction，STEMI），则推荐行急诊冠状动脉造影（coronary angiography，CAG），判断是否存在急性血管病变。若心电图未显示STEMI或持续心肌缺血导致的心电不稳定状态，则不推荐行CAG，应综合评估患者特征并进行相关检查，如超声心动图、心脏计算机体层血管成像（computed tomography angiography，CTA）等，排除心肌、心脏瓣膜及冠状动脉的病变。待排除器质性疾病后，可进一步行冠状动脉痉挛的相关检查，判断既往发生的SCA是否由血管痉挛或特发性VT引起。

（三）不明原因猝死者的亲属

对于年龄小且有SCD家族史或有遗传性心脏病但未行尸检的猝死者，以及已经明确为心律失常性猝死综合征（sudden arrhythmic death syndrome，SADS）的猝死者，无论是否确定其存在致病性突变的猝死者，其一级亲属及有可疑症状的亲属皆应进行临床评估或基因诊断，并根据结果进行随访或管理。

三、心脏疾病患者心脏性猝死的风险评估及处理

（一）急性冠脉综合征

SCD是急性冠脉综合征（acute coronary syndrome，ACS）患者的主要死亡原因，数据显示，4%～12%的ACS患者在发病48 h内会发生室性心律失常（VA）事件。无论是STEMI还是非ST段抬高心肌梗死（non-ST segment elevation myocardial infarction，NSTEMI），下列因素均为VA发生的独立预测因素：血流动力学不稳定、心源性休克、LVEF＜40%及广泛导联ST段改变。此外，心电图早期复极形态提示ACS患者VA和SCD的风险增加。早期（48 h内）发生VA事件的ACS患者院内死亡率可升高6倍，但远期死亡率与未发生VA事件的患者无显著差异。

心肌梗死发生48 h后，若非由缺血发作导致的VF或是血流动力学不稳定的VT发作，则推荐植入ICD预防猝死（《2022年ESC室性心律失常管理和SCD预防指南》Ⅰ类适应证）。冠脉痉挛导致SCA的幸存者有较高的再发风险，因此应考虑ICD植入（Ⅱa类适应证）。

STEMI后1周内，患者的全因死亡率和SCD风险均较高，尤其是在LVEF下降时，因此，建议出院前进行超声心动图检查。DINAMIT和IRIS研究发现，在发生急性心肌梗死（acute myocardial infarction，AMI）40天内，不建议将ICD作为一级预防的措施。对于出院时LVEF＜40%的患者，应在6周后重新评估LVEF，并根据评估结果考虑是否植入ICD进行一级预防。

（二）慢性冠脉综合征

慢性冠脉综合征（图1-1-3）患者在出院后6～12周后复查LVEF（LVEF是否≤35%）再决定下一步治疗策略。如果慢性冠脉综合征患者发生SMVT，其治疗策略取决于LVEF是否

＞40%及血流动力学是否稳定。在未植入ICD的慢性冠脉综合征患者中，若首次出现SMVT，且LVEF＜40%或已出现血流动力学不稳定，相关指南［如《2022年ESC室性心律失常管理和SCD预防指南》，Ⅰ类适应证］均推荐植入ICD。若患者LVEF≥40%，在血流动力学稳定且导管消融治疗不适用或不成功的情况下，可以考虑植入ICD（Ⅱa类适应证）。已植入ICD的患者若再次出现症状性的SMVT，可给予胺碘酮进行药物治疗，必要时考虑导管消融治疗。

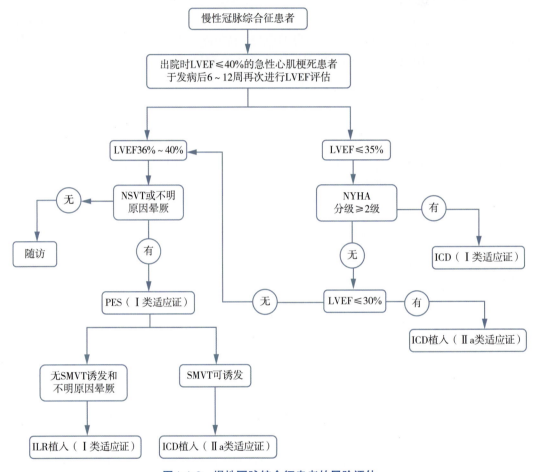

图 1-1-3　慢性冠脉综合征患者的风险评估

注：LVEF. 左心室射血分数；SMVT. 持续单形性室性心动过速；ICD. 植入型心律转复除颤器；NSVT. 非持续性室性心动过速；PES. 心电程序控制电刺激；ILR. 植入型心电记录仪；NYHA 分级 . 纽约心脏协会心功能分级。

（三）扩张型心肌病

《2022年ESC室性心律失常管理和SCD预防指南》推荐对扩张型心肌病行心血管磁共振成像（cardiac magnetic resonance，CMR）检查，以进一步评估心脏情况。当存在致病性核纤层蛋白A基因（*LMNA*）突变时需进一步评估。对于LVEF≤35%的患者推荐植入ICD。若患者LVEF在36%～50%，且存在不明原因晕厥、受磷蛋白基因（*PLN*）、细丝蛋白C基因（*FLNC*）（Ⅰ类）、RNA结合基序蛋白20（*RBM20*）基因、致病性突变、CMR钆延迟强化

（late gadolinium enhancement，LGE）阳性（LGE⁺）、心电程序控制电刺激（program electrical stimulation，PES）可诱发SMVT等危险因素，也推荐植入ICD。

（四）致心律失常型右心室心肌病

致心律失常型右心室心肌病（arrhythmogenic right ventricular cardiomyopathy，ARVC）是一种遗传性心肌病，在该病患者群体中，发生SCD或VA事件的年龄多在13～57岁。

相关研究证明，桥粒基因的致病性突变与ARVC相关，故该致病基因突变是诊断ARVC的主要标准之一。在临床实践中，识别ARVC中致死性SMVT的能力有限，判断是否为致死性SMVT应综合考虑VT周长（RR间期）、心功能及VT发生的情况。目前，因心律失常导致晕厥的病史被认为是预测后续不良事件发生的因素之一。《2022年ESC室性心律失常管理和SCD预防指南》对ARVC患者的专家建议/诊疗建议见表1-1-1。

表1-1-1　《2022年ESC室性心律失常管理和SCD预防指南》对ARVC患者的专家建议/诊疗建议

ARVC的诊断、风险分层、SCD预防和治疗的建议	推荐等级	证据级别
疑似ARVC的患者，推荐进行心血管磁共振成像检查	I	B
疑似或明确诊断ARVC的患者，建议进行遗传咨询和基因检测	I	B
明确诊断ARVC的患者，如果发生心律失常性晕厥，建议植入ICD	Ⅱa	B
明确诊断ARVC的患者，如果有严重的右心或左心功能不全，建议植入ICD	Ⅱa	C
明确诊断ARVC的患者，如果有中度右心或左心功能不全，并且存在非持续性VT，或电生理检查可诱发的持续性单形性VT，建议植入ICD	Ⅱa	C
ARVC患者如果出现高度怀疑VA引发的症状，应当进行电生理检查	Ⅱb	C
ARVC患者如果发生血流动力学不稳定的VT/VF，应当植入ICD	I	C
ARVC患者如果发生血流动力学耐受的VT，应当植入ICD	Ⅱa	C
ARVC患者的一级亲属应当进行心电图和超声心动图检查	I	C

注：ESC.欧洲心脏病学会；SCD.心脏性猝死；ICD.植入型心律转复除颤器；ARVC.致心律失常型右心室心肌病；VT.室性心动过速；VF.心室颤动。

推荐等级分以下3类。

Ⅰ类适应证：根据病情，有明确证据或专家们一致认为全皮下植入型心律转复除颤器（subcutaneous implantable cardioverter defibrillator，S-ICD）治疗对患者有益、有用或有效。相当于绝对适应证。

Ⅱ类适应证：根据病情，S-ICD治疗给患者带来的益处和效果证据不足或专家们的意见有分歧。Ⅱ类适应证中又进一步根据证据和/或观点的倾向性分为Ⅱa（意见有分歧倾向于支持）和Ⅱb（支持力度较差）两个亚类。相当于相对适应证。

Ⅲ类适应证：根据病情，专家们一致认为S-ICD治疗无效，甚至某些情况下对患者有害，因此不需要、不应该植入S-ICD，即非适应证。

其中，证据级别（level of evidence，LOE）采用新的分类方法。

A级证据：来自一项以上高质量的随机对照试验（randomized controlled trial，RCT）的证据；高质量RCT的荟萃分析；一项或一项以上由高质量注册研究证实的RCT。

B级证据又分为：B-R级（randomized，随机），来自一项或以上中等质量的RCT证据；中等质量RCT的荟萃分析；B-NR级（nonrandomized，非随机），来自一项或以上设计及执行良好的非随机、观察性或注册研究或上述研究的荟萃分析。

C级证据又分为：C-LD级（limited data，有限数据），设计或执行有局限的随机或非随机观察性或注册研究或上述研究的荟萃分析，对人类受试者的生理或机制研究；C-EO级（expert opinion，专家意见），基于临床专家经验的共识。

（五）肥厚型心肌病

HCM相关SCD多与VA的发生相关，其中，VA可由心肌缺血、左心室流出道（left ventricular outflow tract，LVOT）梗阻或室上性心律失常引起。年轻人群发生的SCD可能是由运动引起的。HCM是年轻人包括竞技运动员（最常见于篮球和足球运动员）在内出现心血管相关SCD最常见的原因。20%～25%的患者可在动态心电图监测中发现NSVT，其发生率随年龄增长而升高，并与CMR显示的左心室壁厚度和LGE相关。在年龄＜30岁的年轻患者中，NSVT对SCD的预后具有重要预测价值，运动时记录到NSVT与SCD发生高风险相关。虽然多个猝死预防、ICD应用临床指南并未提供植入ICD的推荐等级，但认为既往发生过SCA或心室颤动、自发持续性VT、早发的猝死家族史、不明原因晕厥史、左心室厚度≥30 mm及运动时血压异常是HCM群体发生SCD的主要危险因素。《2022年ESC室性心律失常管理和SCD预防指南》对HCM患者猝死预防的建议见表1-1-2。

表1-1-2　《2022年ESC室性心律失常管理和SCD预防指南》对HCM的专家建议/诊疗建议

在HCM患者中，SCD的风险分层和一级、二级预防建议	推荐等级	证据级别
首次就诊的HCM患者应当评估5年内发生SCD的风险，并且每1～3年重新评估1次，有临床情况变化时也应重新评估	I	C
HCM患者发生过血流动力不稳定的VT，应当植入ICD	I	B
HCM合并血流动力稳定的持续性单形性VT，应考虑植入ICD	Ⅱa	B
16岁以上的HCM患者，如果5年内发生SCD的风险≥6%（基于HCM Risk-Kids评分），应考虑植入ICD	Ⅱa	B
16岁以上的HCM患者，如果5年内发生SCD的风险为中危（≥4%且＜6%），且MRI提示明显的钆延迟强化（通常≥左心室面积的15%）或运动试验期间血压异常，或者左心室心尖部室壁瘤，或者存在肌节致病性突变，应考虑植入ICD	Ⅱa	B
16岁以下的HCM患者，如果5年内发生SCD的风险≥6%，应考虑植入ICD	Ⅱa	B
16岁以上的HCM患者，如果5年内发生SCD的风险为中危（≥4%且＜6%），可以考虑植入ICD	Ⅱb	B
16岁以上的HCM患者，如果5年内发生SCD的风险＜4%，但MRI提示存在明显的钆延迟强化（通常≥左心室面积的15%）或LVEF＜50%或左心室心尖部室壁瘤，可以考虑植入ICD	Ⅱb	B
HCM患者的一级亲属应当进行心电图和超声心动图检查	I	C

注：ESC.欧洲心脏病学会；SCD.心脏性猝死；ICD.植入型心律转复除颤器；HCM.肥厚型心肌病；VT.室性心动过速；MRI.磁共振成像。推荐等级与证据级别的分类方法同表1-1-1。

（六）长QT间期综合征

LQTS是一组有遗传倾向，以心室复极延长（QT间期延长）为特征的疾病。LQTS患者有发生尖端扭转型VT、VF和SCD的风险。

《2022年ESC室性心律失常管理和SCD预防指南》对LQTS的SCD风险评估提出以下建议：既往发生过SCA的LQTS患者为高危人群；有症状的LQTS患者，即使接受β受体阻滞剂和基因型特异性治疗，仍为SCD高危人群，故均建议行ICD植入。

当不具备ICD植入条件或拒绝植入ICD的LQTS患者，若有症状且因VA经历多次休克或晕厥，即使使用了β受体阻滞剂和基因型特异性治疗，但仍被认为是SCD的高危人群。《2022年ESC室性心律失常管理和SCD预防指南》建议该类人群应考虑行左侧心交感神经切除术（left cardiac sympathectomy，LCS）（Ⅱa类适应证）。而对于LQTS患者，不推荐行电生理检查。

（七）Brugada综合征

Brugada综合征是一种常染色体显性遗传性心脏疾病。长期随访相关的研究表明，有SCA史的患者发生VT/VF的风险会增加11倍，发生SCD的风险也会增加。

Brugada综合征是一种遗传病，对患者的一级亲属进行筛选、对家族发病情况进行统计有助于对高危人群进行一级预防。

既往有SCA史或存在自发SVT的Brugada综合征患者是SCD的高危人群，应植入ICD；而Ⅰ型Brugada综合征患者和心律失常性晕厥的Brugada综合征患者也是SCD的高危人群，《2022年ESC室性心律失常管理和SCD预防指南》推荐该类人群植入ICD（Ⅱa类适应证）（图1-1-4）。对于无明显诱因而心电图呈Ⅰ型Brugada综合征但未诉明显不适的患者，电生理检查（electrophysiology study，EPS）可作为患者筛查的有效手段（图1-1-4）。

（八）儿茶酚胺敏感性多形性室性心动过速

CPVT是一种具有遗传特征的原发性心电疾病，以激动或运动后出现晕厥、猝死为主要临床表现，多无器质性心脏病，好发于年轻人群，具有较高的致死率。CPVT患者是否需要植入ICD取决于是否有SCA发作史、晕厥史或记录到室性早搏（premature ventricular beat，PVB）或VT。对于无症状的CPVT患者，如果其家属有致病性突变，即使无运动诱发的室性心律失常，也建议使用β受体阻滞剂。

（九）早期复极综合征

既往认为，ERS是正常电生理的变异，其临床意义不大，仅作为心肌梗死急性期早期的鉴别诊断，但进一步研究发现，ERS可能是猝死发生的先兆。目前，尚无对无症状ERS患者危险分级的方法。由于ERS的预后良好，《2022年ESC室性心律失常管理和SCD预防指南》中不建议无症状的ERS患者植入ICD；而有SCA病史的ERS患者为SCD的高危人群，推荐其植入ICD（Ⅰ类适应证）。对于有ERS病史且至少具有1个风险特征或伴有心律失常性晕厥的患者，应考虑使用植入型心电记录仪（insertable loop recorder，ILR）进一步评估风险（Ⅱa类适应证）。风险特征包括高风险ERS、有青少年不明原因猝死家族史、ERS家族史。值得注意的是，如患者有ERS家族史，即使未出现ERS相关症状，《2022年ESC室性心律失常管理和SCD预防指南》仍认为其是SCD高危人群，可以考虑植入ICD（Ⅱb类适应证）。

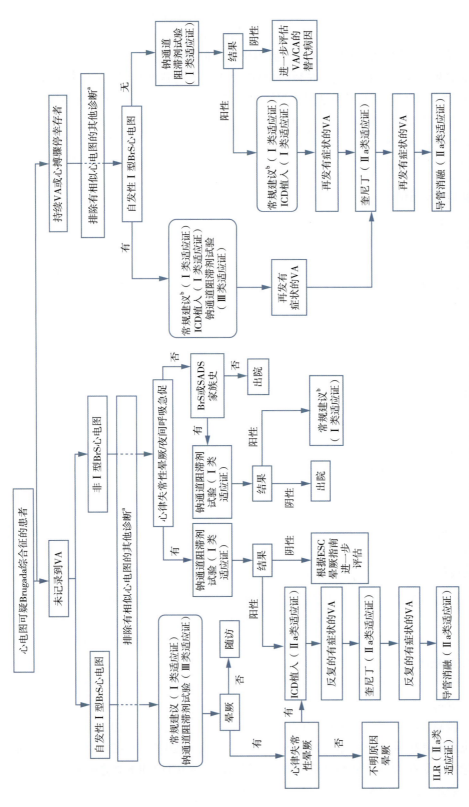

图1-1-4 《2022年ESC室性心律失常管理和SCD预防指南》关于Brugada样心电图表现患者的处理流程

注：VA. 室性心律失常；ESC. 欧洲心脏病学会；ICD. 植入型心律转复除颤器；ILR. 植入型心电记录仪；CMR. 心脏超声；CT. 心脏CT，CAG等检查。BrS. Brugada 综合征；CA. 心搏骤停；SADS. 心律失常性心脏猝死综合征。

a 根据患者临床表现及危险因素，提示应用心脏超声、CMR、心脏CT、CAG等检查。b 常规建议：避免使用可能引起右胸导联ST段抬高的药物，避免应用可卡因及过量饮酒，避免使用退热药物治疗发热。

（十）结构性心脏病

心脏瓣膜病患者在瓣膜术前及术后均易发生SCD，在有症状、非手术治疗的严重主动脉瓣狭窄或严重二尖瓣反流的老年患者中，SCD的发生率高达50%～60%。临床上对结构性心脏病CHD患者进行SCD风险分层仍很困难。目前，LVEF≤35%仍被应用于ICD植入作为一级预防的推荐标准。

在所有结构性心脏病患者中，无论是否接受≥3个月的优化药物治疗，心力衰竭〔纽约心脏病协会（New York Heart Association，NYHA）心功能分级为Ⅱ～Ⅲ级〕，且LVEF≤35%的患者均为发生SCD的高危人群，推荐植入ICD（Ⅰ类适应证）；若有心律失常性晕厥史，且有中度心室功能障碍或EPS可诱发SMVT，也是SCD高危人群，推荐植入ICD（Ⅱa类适应证）。《2022年ESC室性心律失常管理和SCD预防指南》亦指出，若结构性心脏病患者出现持续的VA、血流动力学不稳定，但是无新发结构异常，也建议植入ICD。

法洛四联症患者术后若出现严重心律失常，建议完善EPS。EPS阳性患者为SCD高危人群，应该考虑预防性植入ICD。若法洛四联症患者术后未出现严重的心律失常，但同时存在其他危险因素，包括中度左心室或右心室功能障碍、CMR上显示广泛的右心室瘢痕、QRS时限≥180 ms和严重的QRS碎裂波，《2022年ESC室性心律失常管理和SCD预防指南》则认为其为SCD可疑人群。以上人群均为建议植入ICD（Ⅱa类适应证）。

（十一）其他

特发性VF患者推荐植入ICD（Ⅰ类适应证）并进行遗传咨询和检测，若出现ICD正确放电可给予药物治疗（异丙肾上腺素、维拉帕米或奎尼丁），必要时可行导管消融术。强直性肌营养不良患者若存在自发的房室传导阻滞，无论是否有晕厥或心悸史，皆推荐植入ICD（Ⅰ类适应证）。在排除自发房室传导阻滞后，应使用非侵入性检查进一步评估患者情况。如果PR间期≥240 ms或QRS时限＞120 ms，或者患者年龄＞40岁且存在房性心律失常或年龄＞40岁且CMR中LGE阳性，则推荐植入起搏器或ICD（Ⅱb类适应证）；既往有SCA史或VT史的患者，建议进一步评估病情。结节性心脏病的患者如有SCA史或出现室上性心动过速或LVEF≤35%，则推荐植入ICD（Ⅰ类适应证）；若有永久性心脏起搏的指征，或者CMR中LGE阳性或是LVEF为35%～50%但EPS可诱发出SMVT，也建议植入ICD（Ⅱa类适应证）。

四、未来与展望

经过数十年的努力，识别SCD高危人群并对其进行一级或二级预防，已取得瞩目的成就，但是仍有许多困难有待解决。如前所述，SCD防治是一项严峻的公共卫生问题，50%的SCD发生在从未发现过心脏疾病的一般人群中，而目前应用于临床的SCD风险筛选指标无法准确地筛选出这部分人群，同时在个人层面及群体层面也缺乏验证有效的风险分层模型，但这些是我们未来努力的方向与目标（图1-1-5）。

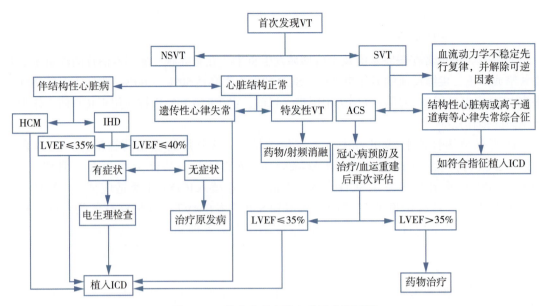

图 1-1-5　首次发现室性心动过速流程图

注：VT. 室性心动过速；NSVT. 非持续性室性心动过速；SVT. 室上性心动过速；HCM. 肥厚型心肌病；ACS. 急性冠脉综合征；LVEF. 左心室射血分数；ICD. 植入型心律转复除颤器；IHD. 缺血性心脏病。

（侯小锋）

第二章

植入型心律转复除颤器预防心脏性猝死

1962年，哈佛大学著名心脏病学先驱伯纳德·洛恩（Bernard Lown）开发了直流电除颤器，开创了电除颤或电复律治疗快速性恶性心律失常的先河。经静脉植入型心律转复除颤器（transvenous implantable cardioverter defibrillator，TV-ICD）的概念最早出现于20世纪60年代，20世纪80年代，Mirowski首先将其应用于人体。TV-ICD自诞生以来，许多临床试验已经证实它能有效降低SCD的发生率（包括二级预防和一级预防），但TV-ICD需要经静脉植入粗大的除颤导线且存在导线相关并发症。最常见导线相关的并发症是穿刺导致的气胸或血气胸；而除颤导线植入心腔内可能导致血栓形成、导线移位、除颤阈值升高、感知不良及心脏穿孔，以及三尖瓣穿孔、粘连和反流，从而影响心功能；远期不良反应包括导线故障及感染的风险。有研究表明，在TV-ICD植入后10年，导线相关的故障率达到23.9%；导线及囊袋感染是TV-ICD严重的并发症之一，发生后多需要行导线移除，而导线移除的风险远高于ICD植入的风险，甚至可能会引起血管或心脏破裂。当出现血管或心脏破裂时需要行外科手术修补，若修补不及时则可能会危及患者生命。因此，以下4种特殊的ICD应运而生，部分ICD已经在临床中使用，其余ICD仍在研发中。

一、全皮下植入型心律转复除颤器

TV-ICD导线相关并发症的发生率较高，并发症发生后其处理措施相对困难且风险大；此外，临床少数患者因血管通路不畅、先天性心脏病、三尖瓣机械瓣置换后或其他异常情况无法放置经静脉导线，S-ICD应运而生。S-ICD由脉冲发生器和皮下电极导线组成。第1代S-ICD（图1-2-1A）（SQ1010）（脉冲发生器体积69 cm³，预期使用寿命5.1年）于2009年获得欧盟（Conformité Européenne，CE）认证，2012年获得美国食品药品管理局（Food and Drug Administration，FDA）认证并应用于临床，该产品目前已停产。第2代S-ICD（图1-2-1B）（EMBLEM™ A209）于2015年推出并获得美国FDA认证，其脉冲发生器体积缩小至59.5 cm³，使用寿命延长至7.3年，并具备LATITUDE™远程监测功能。2016年，兼容磁共振成像（magnetic resonance imaging，MRI）的第3代S-ICD（图1-2-1C）（EMBLEM™ MRI A219）推出，该代S-ICD在INSIGHT™算法基础上增加了SMART Pas™算法，用于减少T波过感知，同时还具备1.5 T磁共振兼容、心房颤动（atrial fibrillation，AF）监测的功能。然而，由于S-ICD无法提供抗心动过缓起搏、抗心动过速起搏和双心室起搏，故而限制了其在部分有起搏需求患者中的应用。有鉴于此，2021年底推出的第4代S-ICD（图1-2-1D）（EMBLEM™ A239）并启动上市前临床研究，预期通过兼容Empower™无导线起搏器，以提供心动过缓和抗心动过速起搏，其适应人群将显著扩大。

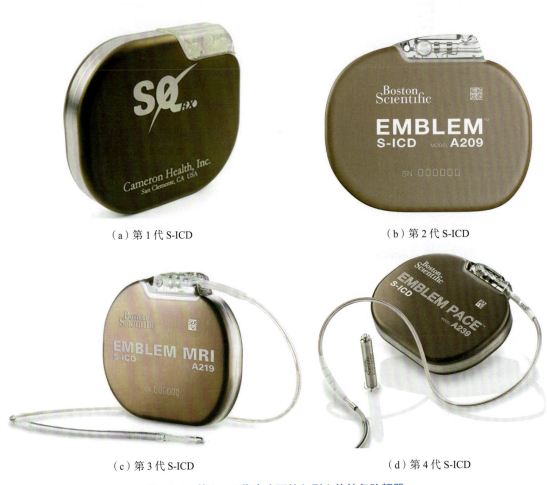

（a）第1代S-ICD

（b）第2代S-ICD

（c）第3代S-ICD

（d）第4代S-ICD

图1-2-1　第1～4代全皮下植入型心律转复除颤器
注：S-ICD. 全皮下植入型心律转复除颤器。

　　皮下电极导线由两端的感知电极及中间的除颤线圈组成。脉冲发生器与感知电极通过两两组合形成3个感知向量。S-ICD可以自动选择最佳感知向量进行心脏节律的识别和分析，从而选择恰当的治疗。S-ICD以心动过速时的心率为标准设置电击区与条件电击区，心率落入电击区直接启动除颤治疗，落入条件电击区则进行心律失常鉴别，以避免不恰当电击。S-ICD每次电击固定释放80 J的双相波除颤能量，一次除颤失败后会对心动过速进行再确认，然后自动反转极性进行再次除颤，对每次事件可提供最多5次电击治疗。同时，若电击后出现心脏停搏≥1.5 s，则激活保护起搏功能，以200 mA双相波进行最长30 s、50次/分的体外起搏。S-ICD适用于无心动过缓起搏及心脏再同步化治疗（cardiac resynchronization therapy，CRT）需求的患者。

《2015年ESC室性心律失常患者管理和SCD预防指南》指出，对于符合ICD适应证且无抗心动过速起搏（anti tachycardia pacing，ATP）、无严重心动过缓起搏或CRT治疗要求的患者，S-ICD可作为TV-ICD的替代治疗（Ⅱa类适应证）；随着系统的进一步应用，2017年美国心脏协会（American Heart Association，AHA）、美国心脏病学会（American College of Cardiology，ACC）及美国心律学会（Heart Rhythm Society，HRS）联合发布的指南中指出，对于符合ICD植入标准、静脉系统通路异常或存在高感染风险、无须或不打算进行心动过缓起搏、ATP及CRT治疗的患者，推荐使用S-ICD（Ⅰ类适应证）。虽然对于部分遗传性心脏病（如Brugada综合征、HCM、ARVC）并发单形性VT的患者，ATP治疗有一定效果，但近年来有试验表明，S-ICD系统在遗传性心脏病的治疗上同样有效。总之，S-ICD适用于需除颤治疗的快速性室性心律失常患者（无须起搏、CRT或ATP），尤其是无合适血管通路、感染风险高及有外观要求的年轻患者。对于遗传性心脏病患者，相比于TV-ICD，S-ICD同样安全、有效，且治疗方式可结合其自身条件选择。

二、皮下植入型弧形心脏除颤器

S-ICD脉冲发生器电池的平均寿命为7.3年，电池耗竭后需要更换脉冲发生器。近年来，一种新型的可充电式皮下ICD正在研发中，即皮下植入型弧形心脏除颤器（implantable subcutaneous string defibrillator，ISSD）（图1-2-2）。与TV-ICD和S-ICD不同，ISSD是一款无须电极导线，呈弧形的除颤器，仅在胸廓皮下放置除颤线圈，是一种小型、灵活的设备。ISSD

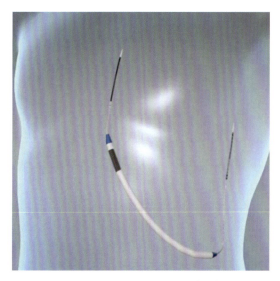

图1-2-2　皮下植入型弧形心脏除颤器

在心脏内没有电极导线，也没有植入型脉冲发生器，它是首个可充电的ICD，1年只需充电1次（1 h能完成1次充电），同时，其还具备蓝牙通信功能，能够通过手机监控，并与其他植入设备交互。但ISSD无常规起搏和除颤后起搏功能，目前尚无后续临床研究结果发表，因此暂不能确定其应用于临床的时间。

三、血管外植入型心律转复除颤器

血管外植入型心律转复除颤器（extravascular implantable cardioverter defibrillator，EV-ICD）（图1-2-3）的电极导线放置在心脏和静脉之外，位于胸骨后和肋骨下方。导线放置在该位置有助于避免与心脏和静脉中导线相关的长期并发症，如血管闭塞（静脉变窄、阻塞）和心腔内感染的风险。EV-ICD由除颤器和导线组成，其脉冲发生器的体积（33 cm³）与传统的除颤器相当，一般植入左腋中线的下方（脉冲发生器）。EV-ICD除了功能与传统ICD相似（除颤、ATP等），形状也与传统ICD相似，能提供高达40 J的除颤能量，并配有用于胸骨后治疗的传感和起搏电路。EV-ICD导线的植入位置在胸骨后，比S-ICD的导线更靠近心脏。但由于EV-ICD导线植入的操作流程复杂，故风险相对较大。同时，起搏导线不直接接触心脏，故EV-ICD起搏阈值相对较高，使用寿命缩短。

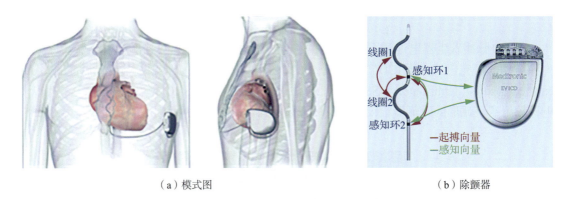

（a）模式图　　　　　　　　　　　　　　　（b）除颤器

图1-2-3　血管外植入型心律转复除颤器

EV-ICD Pivotal研究是一项前瞻性、多中心、单臂、非随机、上市前临床试验，旨在评估EV-ICD对有SCD风险患者的安全性和有效性。该研究在全球17个国家的46个中心招募了356例患者。研究结果于2022年8月发表在《新英格兰医学杂志》（*The New England Journal of Medicine*）上。该研究结果显示，EV-ICD除颤治疗的有效性为98.7%（302例患者中的298例），ATP的疗效与TV-ICD中的ATP疗效相当。在6个月随访中，92.6%的患者未发生与EV-ICD和手术相关的主要并发症，如再入院、系统重启或死亡。随访6个月时，316例手术的患者中有23例（7.3%）患者发生了25种主要并发症。平均随访时间10.6个月时，29例（9.2%）患者经历了不恰当电击，最常见的原因是P波过感知，这在研究早期植入的患者中更常见，而在研究后期植入的患者中较少见。EV-ICD的机器感知算法依然采用腔内信号算法，其采集的是非心腔内信号，与腔内信号差别较大，可能会使不恰当电击率升高。

四、可穿戴式心律转复除颤器

可穿戴式心律转复除颤器（wearable cardioverter defibrillator，WCD）为一种新型的自动体外除颤器，最早在1980年研制出样机，直到1998年由德国研制成功并投入生产。当时这种形似背心的WCD重约2.7 kg。2014年，WCD第4代产品（Life-Vest4000）获得美国FDA批准上市。此时，WCD的设备重量也已从2.7 kg减至0.6 kg。远程心电监护是WCD的"双保险"，利用WCD的自动程序进行操纵，再加上远程心电人工干预，可进一步提高WCD的疗效及其安全性，从而减少误操作、提高心脏除颤精确度，挽救更多生命。由于WCD无须手术植入，可以随时佩戴、随时脱卸，适用于猝死高危人群的紧急除颤，其已在欧美各国应用和推广。目前，WCD在欧美已有超过10万例患者使用。

WCD主要由除颤背心（图1-2-4a）、除颤电极、除颤主机（图1-2-4b）和导线组成。除颤背心包含前胸的1个除颤电极、后背的2个除颤电极及4个心电图感知贴片电极。除颤主机位于腰部，上面有功能键和心电图显示屏（图1-2-4d）。除颤电极有10个自破型导电糊胶囊帮助感知心电活动（图1-2-4c）。心电图感知电极检测到患者的心率超过设定的治疗频率（一般在120～250次/分，通常为150次/分）、快速心律失常超过设定的时间（通常为5～6 s），仪器将心电图和模板进行比对，判断是否为VT/VF。若判断为VT/VF，WCD将发出震动警报和灯光闪烁提醒患者，若患者认为是干扰而不是VT/VF，即可按下"RB"按钮终止此次治疗；若VT/VF持续，WCD启动自动充电，且警报声音持续增大，同时自动击破导电凝胶，发出警告，语音提示即将电击除颤治疗，其他人不要靠近患者。当执行除颤治疗时，WCD将发出双相除颤波，可以发出连续5次电击，能量为75～150 J。AHA提出WCD的适应证包括：①心肌梗死后早期（40天内）伴有严重左心功能不全（LVEF＜35%）；②急诊血管再通治疗后（3个月内）伴有LVEF≤35%；③新诊断的非缺血性心肌病，LVEF＜35%；④等待心脏移植的猝死高危患者；⑤感染等原因暂不能植入ICD者；⑥有猝死家族史且有不明原因晕厥者。由于WCD为穿戴式设备，无法24 h穿戴在身上，患者在洗澡、擦身等情况下需要脱卸设备。根据国外相关经验，患者每天穿戴WCD 21～22 h，那么就有2～3 h无法穿戴，在未穿戴WCD期间患者仍有较大SCD风险。只有与家属密切配合，才能规避风险。如果与远程心电监护相结合，WCD穿戴者就可以与心电监护中心联系，尽量选择在心电监护稳定期脱卸设备，避免在电风暴危险期脱卸设备。

总之，快频率的VA导致的SCD并不罕见，ICD是减少SCD发生的有效方法。目前，TV-ICD在临床上的应用较为普遍，但其存在腔内导线相关的严重并发症，S-ICD避免了植入心腔内导线，在减少严重心脏并发症方面具有明显优势，而WCD作为ICD的重要补充，能满足许多特殊SCD高危患者的临床需求。随着科技的进步，更多新型、先进的植入和非植入除颤装置可能使患者获益。

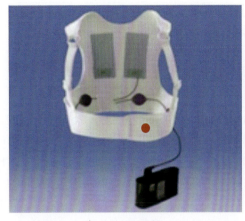

（a）除颤背心上连接3个除颤电极（前胸1个，后背2个）和4个心电图感知电极

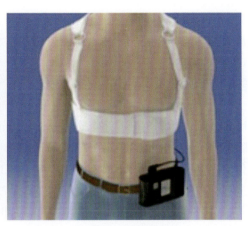

（b）腰部的除颤主机

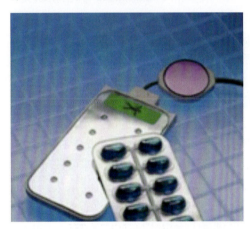

（c）除颤板和10个自破型导电糊胶囊

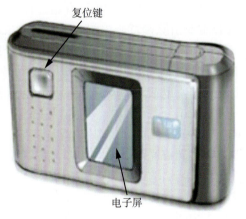

（d）除颤主机上的功能键及心电图显示屏

图1-2-4　可穿戴式心律转复除颤器

（匡晓晖）

第三章

全皮下植入型心律转复除颤器的循证医学证据

目前，S-ICD植入经过多年的发展及技术更新迭代，已成为TV-ICD植入的重要替代治疗策略。本章主要对临床上S-ICD的循证医学证据加以归纳和总结。

一、全皮下植入型心律转复除颤器的安全性及有效性研究

S-ICD作为一种新型植入装置，具有足够的安全性及有效性。Bardy等探索性比较了不同的脉冲发生器与除颤电极组合的除颤阈值。研究发现，S-ICD的平均除颤阈值高于TV-ICD，该研究为除颤能量设定和导线配置方案提供了初步经验。

2013年发表结果的IDE研究是首个关于S-ICD的大型前瞻性、多中心的观察性研究。该研究共纳入321例植入S-ICD的患者，平均年龄为（52±16）岁，其中，74%为男性患者，79%为一级预防患者。该研究结果显示，S-ICD对术中诱发的VT/VF的准确识别率为99.8%；对自发的VT/VF事件的转复率为97.4%。该研究对美国FDA批准S-ICD进入临床打下了重要基础。

2014年发表结果的EFFORTLESS研究扩大了研究样本范围并延长随访期至1年以上，进一步观察了围手术期并发症的发生率、远期无并发症率和误感知导致的不恰当电击事件等，并评估了S-ICD组患者的生活质量、术中操作及术后随访等。该研究结果显示，S-ICD能成功除颤，且器械相关并发症及不恰当电击事件等指标均优于IDE研究的结果，患者的生活质量得到明显提高。

2015年，《美国心脏病学会杂志》（*Journal of the American College of Cardiology*）公布了IDE研究和EFFORTLESS研究的2年随访结果，该研究合并分析了882例植入S-ICD的患者，结果显示，S-ICD与TV-ICD的最终转复有效率相同，且植入S-ICD患者的2年死亡率明显低于MADIT-RIT研究和SIMPLE研究中植入TV-ICD的患者。进一步分析发现，S-ICD组总体死亡率降低可能与经静脉及心室内并发的发生率降低相关，也可能与入组患者年轻及射血分数稍高相关。此外，S-ICD皮下除颤电极能够更有效地降低不恰当电击率。在该结果发布后，ESC在2015年首次将S-ICD的临床推荐写入《2015年ESC室性心律失常患者管理和SCD预防指南》，将其作为无须起搏支持患者TV-ICD的主要替代治疗，也是无植入通路或植入

TV-ICD存在较高风险的患者、存在特殊条件（如罹患离子通道病的青少年）患者、既往有植入型器械感染或感染性心内膜炎病史患者的重要推荐治疗方案。同时，该指南不推荐在需要进行同步化治疗或有起搏需求及VT能够被ATP终止的患者植入S-ICD。

2017年，EFFORTLESS研究分析了984例植入S-ICD患者随访3年的中期临床数据，结果显示，不恰当电击率为8.1%，随着随访时间的延长，不恰当电击率升高（可以升至13.8%）。该研究表明，S-ICD满足了预先设定的安全性和有效性研究终点，但不恰当电击率升高，提示S-ICD导线可能存在植入时间依赖性的识别稳定性问题。近年来，部分病例报道也发现，S-ICD可能出现无法应用程控消除的误感知并发症。

2020年，首个S-ICD与TV-ICD的多中心、前瞻性、随机对照头对头试验PRAETORIAN研究结果发表。该研究主要比较了S-ICD与TV-ICD的不恰当电击及需要处理的并发症。该研究纳入6个国家39家中心的849例患者，其中，S-ICD组426例，TV-ICD组423例。该研究结果显示，S-ICD组与TV-ICD组的疗效相当；在器械相关并发症及不恰当电击方面，S-ICD组不劣于TV-ICD组；在导线相关并发症发生率方面，S-ICD组低于TV-ICD组。

2021年发表的UNTOUCHED研究旨在证实S-ICD在射血分数低的一级预防患者中是否有临床获益，以及应用标准化的程控参数能否减少不恰当电击等并发症。该研究共纳入1111例一级预防的S-ICD患者，所有患者LVEF≤35%且无起搏指征，术后随访18个月。程控参数：条件电击区200～250次/分，电击区250次/分。该研究结果显示，术后18个月期间无不恰当电击率为95.9%，第3代S-ICD较第2代S-ICD有着更低的不恰当电击率（2.4% vs.3.1%，年化）。

一项S-ICD批准后前瞻性注册研究（post approval study，PAS）共纳入1637例植入S-ICD的患者，旨在对自发性VA治疗的有效率进行研究。该研究纳入患者的平均年龄为53岁，43%的患者为缺血性心肌病，平均LVEF为32%，76%的患者为一级预防。该研究结果显示，对于需要干预的自发性VA患者，S-ICD能够100%转复心律，其中第1次电击成功率为91%。此外，1年无事件生存率为92.5%，与EFFORTLESS及IDE等研究的结果相近。

2021年6月初，5年随访结果的多中心、大规模S-ICD临床EFFORTLESS研究的结果显示，984例植入S-ICD患者的5年全因死亡率为9.3%，且除颤电极全部保持完整。其中，703例患者完成5年随访，<2%的患者因需要常规起搏、ATP、CRT等原因更换为经静脉心血管植入型电子器械（cardiovascular implantable electronic device，CIED）。恶性心律失常的第1次转复率及总体转复率分别为90%和98%。该研究表明，S-ICD能够保持长期转复有效率及除颤导线的完整性，仅有少数患者需要更换为经静脉CIED支持。

最新发表的ATLAS研究是首项评估S-ICD的优效性试验，共入组544例患者，分为S-ICD组和TV-ICD组。无论是年龄、用药情况，还是适应证分布，两组间的随机匹配均良好。随访6个月的结果显示，2组除颤转复成功率无显著性差异，均高于99%；S-ICD组围手术期导线相关并发症的发生率显著降低（S-ICD组为0.4%，TV-ICD组为4.8%）；2组恰当治疗成功率和全因死亡率无显著性差异；S-ICD组围手术期导线相关严重并发症的发生率降低了92%。

上述研究均充分说明，S-ICD在转复恶性心律失常方面具有良好的有效性和安全性，且在减少导线相关并发症方面优于TV-ICD。目前，主要研究中S-ICD和TV-ICD的有效性及安全性对比见表1-3-1。

表1-3-1　主要研究中S-ICD和TV-ICD的有效性及安全性对比

研究名称	入组人数/例	随访周期	有效性		安全性	
			首次转复成功率/%	末次转复成功率/%	导线相关并发症发生率/%	不恰当电击率/%
IDE	330	11个月	S-ICD：92.1	S-ICD：100	—	13.1
EFFORTLESS	984	5年	S-ICD：90.0	S-ICD：98.0	S-ICD：0	第1代S-ICD：8.7
PAS	1637	1年	S-ICD：91.3	S-ICD：100	S-ICD：0[d、e]	S-ICD：6.8[e]
PRAETORIAN	849	48个月	—	—	S-ICD：1.4；TV-ICD：6.6	S-ICD：15.1；TV-ICD：15.7（不恰当电击和并发症负荷终点）
UNTOUCHED	1111	18个月	S-ICD：92.2	S-ICD：98.4	—	S-ICD：3.1/2.4[b]
既往TV-ICD大型临床研究	—	—	TV-ICD：83.0～92.0[a]	TV-ICD：94.8～97.0[a]	—	TV-ICD：4.8～6.4[c]
ATLAS	544	6个月	S-ICD：96.5；TV-ICD：98.0	S-ICD：99.2；TV-ICD：99.6	S-ICD：0.4；TV-ICD：4.8	S-ICD：2.7；TV-ICD：1.2

注：—.无内容；S-ICD.全皮下植入型心律转复除颤器；TV-ICD.经静脉心律转复除颤器。

[a].数据来源SCD-HEFT、SIMPLE、PainFree RX Ⅱ、MADIT-CRT、LESS STUDY研究；[b].在UNTOUCHED研究中，第2代S-ICD不恰当电击率为3.1%，第3代S-ICD不恰当电击率为2.4%；[c].数据来源Meta-Analysis、ADVANCE Ⅲ、MADIT-RIT研究；[d].PAS研究30天随访结果；[e].PAS研究1年随访结果。

二、全皮下植入型心律转复除颤器相关特殊问题

（一）不恰当电击

早期研究显示，S-ICD不恰当电击率为5%～15%，与TV-ICD（4%～18%）相近。在EFFORTLESS研究中，第1代S-ICD在植入后第1年不恰当电击率为8.3%，主要是过感知导致，HCM或AF患者不恰当电击的风险增加，需要特别关注这类人群的感知设置和程控。为防止不恰当电击事件的发生，在植入S-ICD前，应对符合适应证的患者进行体表心电图筛查，筛选通过后再建议患者植入S-ICD。随着SMART PASS滤波技术的升级及应用，S-ICD的不恰当电击率显著降低。UNTOUCHED研究纳入1111例无起搏需求且LVEF≤35%的心脏性猝死一级预防患者，纳入的患者均通过体表心电图筛查。观察植入S-ICD后18个月不恰当电击率（植入S-ICD后第1年为3.1%）为已发表的S-ICD相关临床试验结果中最低的，也较使用现代程控参数的TV-ICD更低。

（二）抗心动过速起搏和常规起搏

目前，S-ICD不支持ATP功能，ATP被证实对单形性VT有效，但大量研究显示，反复发作的SMVT患者的血流动力学基本稳定，SCD的风险比较低，大部分SMVT事件可以自发

终止。同时，部分离子通道疾病，如Brugada综合征、长QT间期综合征2型等，直接发作为VF，并非VT，ATP治疗无效。因此，ATP功能并非不可或缺。

1. 常规起搏需求问题　所有ICD适应证患者植入前需评估是否有心动过缓起搏适应证，从而决定TV-ICD选择单腔或双腔，或者选择S-ICD。

2. 植入ICD后的起搏需求　早期研究显示，植入ICD后仍需要起搏患者的比例为6%，每年为1%～2%。EFFORTLESS研究表明，需要后续起搏治疗而移除S-ICD的可能性较低（0.1%～0.4%），下一代的S-ICD系统有与其相匹配的无导线起搏装置（EMPOWER无导线起搏器），可以与S-ICD系统无缝连接，在不干扰除颤功能的前提下提供常规起搏，与无导线起搏配合，甚至可以完成ATP、CRT等功能。

（三）除颤测试

常规ICD植入术中的除颤阈值（defibrillation threshold，DFT）测试对麻醉师、手术小组医护人员的技术要求较高，同时还可能使手术并发症等的风险增加。既往研究发现，在接受TV-ICD植入的患者中，DFT不能提高电击疗效或减少心律失常导致的死亡事件。因此，目前常规ICD植入术中不要求进行DFT测试。但在S-ICD植入术中，DFT测试目前仍被推荐应用。未来能否在S-ICD植入术中省略DFT测试这一步骤一直备受关注。一项前瞻性、多中心、随机试验PRAETORIAN- DFT，旨在验证PRAETORIAN评分（参见本书第九章全皮下植入型心律转复除颤器植入流程及操作技巧）预测DFT测试风险的有效性。相信未来PRAETORIAN-DFT的研究结果能为DFT测试及除颤能量设置等的选择提供有力的证据支撑。

（沈　敏　孙雅逊）

第四章

全皮下植入型心律转复除颤器适应人群的选择

S-ICD的安全性和有效性已经在大量临床试验中得到验证。2015年，ESC首次将S-ICD写入《2015年ESC室性心律失常患者管理和SCD预防指南》。目前，美国、日本及中国相关学会的指南或专家共识均对S-ICD的适应证做出推荐（表1-4-1、表1-4-2、表1-4-3）。

表1-4-1　推荐等级

Ⅰ类适应证	根据病情，有明确证据或专家们一致认为S-ICD治疗对患者有益、有用或有效。相当于绝对适应证
Ⅱ类适应证	根据病情，S-ICD治疗给患者带来的益处和效果证据不足或专家们的意见有分歧。Ⅱ类适应证中又进一步根据证据和/或观点的倾向性分为Ⅱa（意见有分歧倾向于支持）和Ⅱb（支持力度较差）两个亚类。相当于相对适应证
Ⅲ类适应证	根据病情，专家们一致认为S-ICD治疗无效，甚至某些情况下对患者有害，因此不需要、不应该植入S-ICD，即非适应证

表1-4-2　证据水平分级采用的分类方法

A级证据	来自一项以上高质量的随机对照试验（randomized controlled trial，RCT）的证据；高质量RCT的荟萃分析；一项或以上由高质量注册研究证实的RCT
B级证据	B-R级（randomized，随机），来自一项或以上中等质量的RCT证据；中等质量RCT的荟萃分析
	B-NR级（nonrandomized，非随机），来自一项或以上设计及执行良好的非随机、观察性或注册研究或上述研究的荟萃分析
C级证据	C-LD级（limited data，有限数据），设计或执行有局限的随机或非随机观察性或注册研究或上述研究的荟萃分析，对人类受试者的生理或机制研究
	C-EO级（expert opinion，专家意见），基于临床专家经验的共识

表1-4-3　全皮下植入型心律转复除颤器国内外指南/专家共识的推荐说明和推荐级别

指南/共识名称	推荐说明	推荐级别
《2015年ESC室性心律失常患者管理和SCD预防指南》	当患者不需要心动过缓起搏、心脏再同步治疗或抗心动过速起搏时，可考虑S-ICD作为TV-ICD的替代选择	Ⅱa
	静脉入路困难、因感染而移除TV-ICD装置，或者预期寿命较长的年轻患者，也可考虑应用S-ICD替代TV-ICD	Ⅱb
《2017年ACC/AHA/HRS关于室性心律失常管理及心脏性猝死预防指南》	符合ICD植入标准，但缺乏合适的血管入路或预计感染风险高；目前及预期将来都不需要起搏来治疗心动过缓或终止心动过速；目前无CRT适应证、预期将来也不需要CRT的患者，推荐应用S-ICD	Ⅰ
《植入型心律转复除颤器临床应用中国专家共识（2021）》（以下简称《2021年S-ICD共识》）	符合ICD植入标准，目前及预期将来都不需要起搏来治疗心动过缓或终止心动过速；目前无CRT适应证、预期将来也不需要CRT的患者，可以考虑应用S-ICD	Ⅱa
	符合ICD植入适应证，但合并心动过缓需要起搏器治疗；合并心力衰竭需要CRT；或者需要ATP终止VT的患者，不应植入S-ICD	Ⅲ
《2018年JCS/JHRS心律失常的非药物治疗指南》（以下简称《2018年JCS/JHRS指南》）	符合ICD植入标准，但缺乏合适的血管入路或预计感染风险高；目前及预期将来都不需要起搏来治疗心动过缓或终止心动过速；目前无CRT适应证、预期将来也不需要CRT的情况	Ⅰ
	符合ICD植入标准，目前及预期将来都不需要起搏来治疗心动过缓或终止心动过速；目前无CRT适应证、预期将来也不需要CRT的情况	Ⅱa
	符合ICD植入标准，但缺乏合适的血管入路，年龄较小或预计感染风险高的情况	Ⅱb
《2022年ESC室性心律失常患者管理和SCD预防指南》	当患者不需要心动过缓起搏、心脏再同步治疗或抗心动过速起搏时，可考虑S-ICD作为TV-ICD的替代选择	Ⅱa
《全皮下植入型心律转复除颤器中国专家共识（2023）》（以下简称《2023年S-ICD共识》）	符合ICD植入适应证，不需要心动过缓起搏或抗心动过速起搏，或心脏再同步治疗的患者，没有合适的静脉通路，或有高感染风险，推荐植入S-ICD	Ⅰ
	符合ICD植入适应证，不需要心动过缓起搏或抗心动过速起搏或心脏再同步治疗患者，选择植入S-ICD是合理的	Ⅱa
	符合ICD植入适应证的年轻患者或高感染风险患者，可以考虑植入S-ICD	Ⅱb
	符合ICD植入适应证，有心动过缓起搏指征或CRT指征的患者，不应该植入S-ICD	Ⅲ

注：S-ICD.全皮下植入型心律转复除颤器；IV-ICD.经静脉心律转复除颤器；ICD.植入型心律转复除颤器；CRT.心脏再同步化治疗；ATP.抗心动过速起搏；VT.室性心动过速；ESC.欧洲心脏病协会；AHA.美国心脏协会；ACC.美国心脏病学会；HRS.美国心律学会；JCS.日本循环学会；JHRS.日本心律学会。

　　上述指南和共识对S-ICD的推荐基本相似。具有ICD适应证且没有心动过缓起搏、ATP及CRT适应证的患者，可以选择S-ICD替代TV-ICD；若同时存在静脉入路困难或有较高感染风险，则S-ICD推荐级别进一步提升。而《2023年S-ICD共识》《2018年JCS/JHRS指南》中则将具有ICD适应证且存在静脉入路困难、较为年轻或有较高感染风险的患者作为Ⅱb类适应证，没有将起搏或CRT适应证作为禁忌证。

不同指南和专家共识主要对S-ICD围绕3个方面进行推荐：①具有ICD适应证；②没有心动过缓起搏、ATP及CRT适应证；③静脉入路困难或有较高感染风险。并没有具体指导在不同临床情况下如何选择S-ICD或TV-ICD。以下将结合常见临床场景讨论S-ICD适应人群的选择。

一、患者年龄

TV-ICD除颤导线10年故障率超过20%。而在年龄＜70岁的患者中，首次植入ICD装置后患者10年生存率＞50%。年轻患者的预期寿命较长，生活习惯更为积极、活跃，更容易引起导线故障。此外，高达61%的患者在首次植入CIED后可能出现静脉狭窄。考虑静脉除颤导线的寿命、反复脉冲发生器更换增加的感染风险及静脉通路是否通畅等问题，若年轻患者无起搏或CRT适应证，建议优先选择S-ICD。目前，对"年轻"尚无公认的定义，年龄＜70岁的患者均可以优先考虑S-ICD。儿童患者的证据较少，但当体重足够（体重≥40 kg）时也可考虑选择S-ICD。

二、缺乏合适血管条件及有高感染风险患者

S-ICD系统的除颤器和除颤导线均植入皮下，可以避免经静脉除颤导线相关并发症。有研究表明，S-ICD系统性感染的发生率显著低于TV-ICD。因此，相关指南和专家共识均建议对于缺乏合适静脉入路或有高感染风险患者，优先选择S-ICD。

（一）缺乏合适血管条件（包括但不限于）

1. 缺乏合适外周静脉入路 ①胸壁手术术后；②血液透析动静脉造瘘状态。
2. 缺乏合适中心静脉入路 ①各种原因所致上腔静脉狭窄；②已有多根电极导线植入。
3. 解剖异常 ①永存左上腔；②心室间分流；③严重心脏转位。
4. 不能接受血管造影 ①终末期肾病；②对比剂过敏。
5. 已植入支架、瓣膜、滤器等特殊器械。
6. 已有导线相关血栓事件。
7. 三尖瓣金属瓣置换术后。

（二）有高感染风险的患者（包括但不限于）

1. 有CIED感染史的患者。
2. 糖尿病、终末期肾病患者。
3. 免疫缺陷患者。
4. 长期接受免疫抑制治疗的患者。

三、肥厚型心肌病

HCM是最常见的遗传性心肌病。多个研究结果显示，S-ICD在HCM患者中与在非HCM患者中相比，除颤阈值、转复成功率、不恰当电击率均无显著性差异；且在HCM患者中，S-ICD的安全性、有效性不劣于TV-ICD。此外，HCM通常直接引起VF或较高频率VT，对ATP的需求较少。此外，HCM患者普遍较为年轻，预期寿命较长。因此，多数HCM患者可以优先选择S-ICD。

需要注意的是，HCM患者的心电图可见R波振幅较高伴深倒置T波，心率增快时伴随明显ST-T改变。这可能引起T波过感知、R波双重计数，导致不恰当电击。故HCM患者在术前筛查时应格外谨慎（参见第五章全皮下植入型心律转复除颤器术前心电图筛查）。另外，部分伴随左心室流出道梗阻的HCM患者有酒精室间隔消融术或室间隔心肌切除术的指征，而这些手术有引起房室传导阻滞的风险。因此，应当在相应手术完成后再去选择S-ICD或TV-ICD。当然，随着HCM新的治疗药物的出现，肌球蛋白抑制剂具有比较好的临床效果，这在一定程度上降低了室间隔消融和外科切除等的治疗需求，也给S-ICD的选择提供了更多的空间。

四、先天性心脏病

先天性心脏病的种类繁多，心脏结构复杂，在对S-ICD和TV-ICD进行选择时需考虑较多因素。存在永存左上腔、心室间分流等解剖异常，以及缺乏合适血管入路或存在人工管道、瓣膜、支架等的患者，经静脉植入除颤导线的难度大、手术风险增加，导线故障的发生率也可能升高。因此这类患者可以考虑选择S-ICD。此外，有研究显示，纳入的具有ICD适应证的先天性心脏病患者的中位年龄为33.9岁，这表明S-ICD适合向存在装置更换可能性的年轻患者推荐。

部分先天性心脏病患者由于先天发育缺陷或年龄较小而体重过低（体重＜40 kg），则不推荐进行S-ICD植入。另外，先天性心脏病合并心脏传导系统病变，如近50%矫正型大动脉转位患者在病程中会发生房室传导阻滞或后续有外科手术需求。先天性心脏病患者能否植入S-ICD，需根据患者个体疾病的特点、进展，并仔细评估后续病程中是否会出现心动过缓起搏及是否有CRT的需求。

由于解剖异常、心脏转位等，先天性心脏病患者常有电轴异常、QRS波形态异常、T波振幅过高等心电图表现，可能会引起误感知、过感知导致不恰当电击。因此，对先天性心脏病患者的术前筛选也应格外谨慎。

五、离子通道疾病

Lambiase等回顾性分析了EFFORTLESS研究中离子通道疾病与其他结构性心脏病患者

的临床结局，并与既往报道的TV-ICD在离子通道疾病中的荟萃分析结果进行比较。该研究结果显示，与CHD患者相比，S-ICD在离子通道疾病患者中具有高VT/VF转复成功率和较低的不恰当电击率；与荟萃分析中植入TV-ICD的患者相比，年化恰当电击、不恰当电击、并发症，尤其是导线相关并发症的发生率更低。由于离子通道疾病患者普遍较年轻，预期寿命较长，在没有心动过缓起搏、ATP及CRT适应证的情况下，可以优先考虑S-ICD。

　　Brugada综合征和儿茶酚胺敏感性多形性室性心动过速（catecholaminergic polymorphic ventricular tachycardia，CPVT）患者心律失常事件大多表现为双向、多形性VT或VF，且不增加心动过缓及传导阻滞的风险，可以优先选择S-ICD。长QT间期综合征患者典型心律失常事件为尖端扭转型VT，并易进展为VF，也可以优先选择S-ICD。由于部分长QT间期综合征（如2型长QT间期综合征）患者可能出现窦房结功能障碍，且较高频率心房起搏可以缩短QT间期，并降低VA风险，故应仔细评估长QT间期综合征患者是否有心动过缓起搏需求。

六、已有心血管植入型电子器械的患者

　　当已有CIED的患者需要面临S-ICD或TV-ICD选择时，通常分为2种情况：①原起搏器或CRT需要升级为带除颤功能的CIED；②既往TV-ICD出现装置相关并发症。原起搏器或CRT需要升级的患者，应该结合心动过缓类型、是否需要CRT及原脉冲发生器剩余电量综合决定选择S-ICD或TV-ICD。如果患者静脉入路狭窄、闭塞或对较多的心室导线有顾虑，可以选择S-ICD，但术前筛选需谨慎（详见第五章全皮下植入型心律转复除颤器术前心电筛选）。既往TV-ICD出现装置相关并发症患者，需结合ATP治疗有效性、并发症类型等进行综合考虑。既往多次ATP治疗有效的患者，倾向于选择TV-ICD；若为经静脉除颤导线故障或装置感染，且无起搏指征，则优先选择S-ICD。

七、一级预防或二级预防对全皮下植入型心律转复除颤器选择的影响

　　2017年，在 *Heart Rhythm* 上发表的一篇论文比较了IDE和EFFORTLESS研究中一级预防与二级预防植入S-ICD患者的临床结局。该研究结果显示，一级预防与二级预防患者在死亡风险、并发症、不恰当电击、成功转复VT方面均无显著性差异。而二级预防患者的恰当放电率显著高于一级预防患者（11.9% *vs.* 5.0%，$P < 0.000\,4$）。该研究表明，无论是一级预防还是二级预防，S-ICD均可以有效减少SCD的发生。目前的指南和专家共识也并未针对一级预防或二级预防对S-ICD分别进行推荐。患者的具体临床情况，包括年龄、是否缺乏合适静脉入路及感染风险、具体病因等，是考虑选择S-ICD的关键因素。

　　另一项评估ICD植入患者中适合使用S-ICD比例的回顾性队列研究结果显示，在平均3.4年的随访中，34%的患者达到研究终点［出现心动过缓起搏指征、至少1次成功的ATP治疗或升级为心脏再同步治疗除颤器（cardiac resynchronization therapy defibrillator，CRT-D）］，被认为不适合S-ICD。因此，选择S-ICD前，还需尽量评估将来心动过缓起搏或CRT及ATP治疗的可能性。例如，*LMNA*基因突变或*SCN5A*基因突变所致的心肌病，其病程中常累及房

室传导系统，即使设备植入时没有房室传导阻滞，也不建议选择S-ICD。部分多次SMVT发作、ATP有效的ICD二级预防患者，则倾向于选择TV-ICD。

八、总结与展望

自2009年第1代S-ICD获得欧盟认证，截至2024年1月，S-ICD在全球的植入总量超过15万例。参照目前相关指南和专家共识推荐，有ICD适应证，同时没有心动过缓起搏、ATP及CRT适应证的患者，均可以选择S-ICD替代TV-ICD。但是，在临床实践中，医师还需要结合患者病因、年龄、合并疾病等临床因素，并与患者及家属进行充分沟通，以做出最佳选择。笔者根据现有指南、专家共识、文献及临床经验，总结了S-ICD的适应人群决策流程图（图1-4-1），希望有助于S-ICD适宜人群的选择。也期待未来有更多临床研究在特定亚群患者中比较S-ICD和TV-ICD的有效性和临床获益，以指导临床选择。

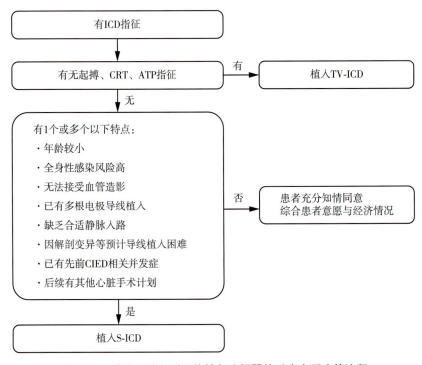

图1-4-1 全皮下植入型心律转复除颤器的适应人群决策流程

注：ICD. 植入型心律转复除颤器；S-ICD. 全皮下植入型心律转复除颤器；CRT. 心脏再同步化治疗；ATP. 抗心动过速起搏；CIED. 心血管植入型电子器械；TV-ICD. 经静脉植入型心律转复除颤器。

（李若谷）

## 第五章

全皮下植入型心律转复除颤器术前心电图筛查

与TV-ICD感知腔内心电图不同，S-ICD通过采集皮下心电信号，记录和体表心电图相似的图形。其中，对QRS波和T波形态的变化进行比对是S-ICD鉴别VT和室上性心动过速的关键手段之一。因此，S-ICD术前必须通过体表心电图筛查，防止不恰当电击事件的发生，而QRS波和T波的相关参数也是术前筛查的关键内容。

一、术前心电图筛查的基本内容

（一）3个向量

使用BS-3120程控仪，正确连接心电图线，获取患者3个导联体表心电向量（图1-5-1），包括主要向量（从B到机器外壳，Ⅲ导联）、次要向量（从A到机器外壳，Ⅱ导联）、替换向

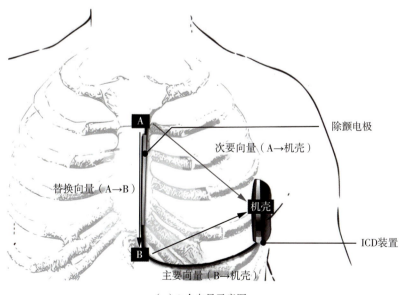

除颤电极

次要向量（A→机壳）

替换向量（A→B）

机壳

ICD装置

主要向量（B→机壳）

（a）3个向量示意图

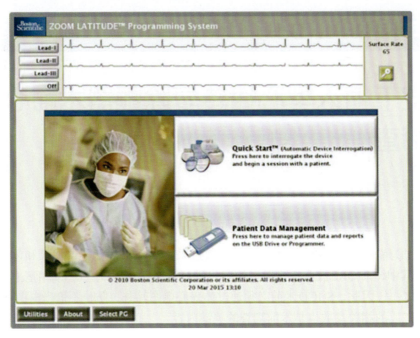

（b）BS-3120 程控仪界面

图 1-5-1　3 个向量示意及程控仪界面

注：ICD. 植入型心律转复除颤器。

量（从 A 到 B，Ⅰ 导联）。需要注意的是，此处 Ⅰ、Ⅱ、Ⅲ 导联代表程控仪屏幕上所示导联，与实际 12 导联心电图不同。

（二）3 种状态

分别记录患者在仰卧位、立位或坐位状态下，3 个导联体表心电图（走纸速度 25 mm/s，持续 10 s，增益根据模板调整，可设置 5 mm/mV、10 mm/mV、20 mm/mV）。针对年轻、活动需要较高患者，还应考虑进行运动状态下的筛选。

（三）2 种方法

包括手动筛选和自动筛选。

（四）2 种电极位置

常规电极位置为胸骨左缘，备用位置为胸骨右缘。可以同时进行胸骨左缘和右缘筛选，尤其是在胸骨左缘筛选欠满意时。

（五）筛查内容

主要包括 QRS 波振幅、QRS/T 波振幅比值（要求大于 2.5∶1），不同体位，窦性心律下 QRS 波宽度、形态及波形的一致性。

（六）通过筛选的标准

至少有1个向量在所有体位（仰卧位、立位或坐位）通过筛选。另外，须查看向量心电图，确认在不同体位下，自身/起搏QRS波形态是稳定的（正向/负向波的高度及宽度类似），没有因为体位变化产生明显的QRS波形态变化。遇到双峰信号，需要确保主波方向始终保持一致（否则影响鉴别模板的获取与确认）。

二、手动筛选与自动筛选

（一）手动筛选

手动筛选（manual selection tool，MST）是使用BS-3120程控仪25 mm/s走纸打印体表向量图（选择合理的增益，5 mm/mV、10 mm/mV、20 mm/mV），使用带筛选模块的手动筛选工具4744（图1-5-2）对向量进行手动比对筛选。选择正确的模板，使QRS落入峰值区，T波落入彩色模板实线范围内（最低比值是2.5∶1）匹配。需评估所有QRS波，包括早搏、差异性传导及起搏。

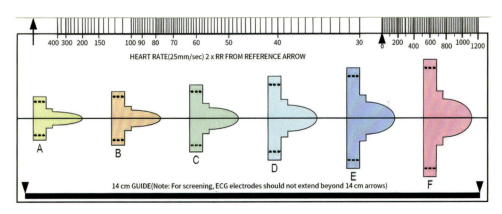

（a）筛选模板

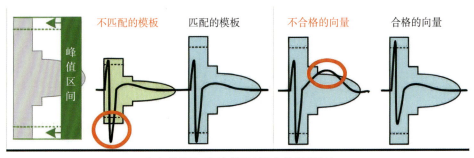

（b）根据是否超出模板判断向量是否通过

图1-5-2 手动筛选工具4744

注：手动比对示例，先选择合适的模板，后判断向量是否通过。

确认可接受的合格向量，即至少1个导联、2个体位的所有QRS-T波均与模板匹配，且无明显波形变化。

（二）自动筛选

自动筛选（auto selection tool，AST）是BS-3120程控仪内置筛选模块，输入患者信息后，一键获取向量心电图，自动判断是否通过筛选并显示。打开"高级视窗"（advanced view），进一步人工确认波形的稳定性。如图1-5-3所示，筛选结果显示，次要向量在仰卧位、站立位和坐位通过，主要向量和替换向量在各种体位均不通过。"高级视窗"中显示每个向量的2种心电图（图1-5-4）。

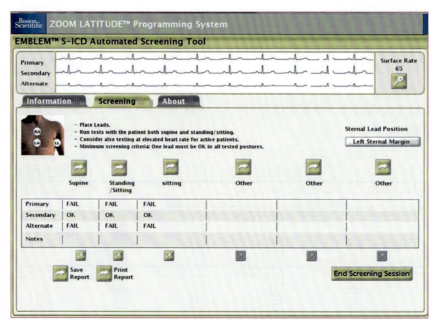

图1-5-3　BS-3120程控仪自动筛选界面

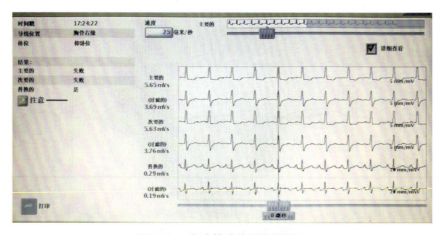

图1-5-4　自动筛选的程控仪界面

1.“主要的、次要的、替换的”标注的心电图显示的是使用程控仪BS-3120以0.2～40.0 Hz频率滤过的信号，与手动筛选打印的心电图相同。

2.“过滤的”标注的心电图显示的是使用3～40 Hz频率滤过的信号，与S-ICD植入后信号处理相同，用于进行向量计算评分。如图1-5-4所示，点开“高级视窗”中显示每个向量的2种心电图，可见各向量心电图（0.2～40.0 Hz频率滤过）在过滤后（3～40 Hz频率滤过）QRS波及T波形态有所改变，滤过后更容易获得更好的QRS/T波振幅比值。

（三）手动筛选与自动筛选的差异

AST对比MST，更高效，减少主观性，应用S-ICD（3～40 Hz频率滤过，而非0.2～40.0 Hz频率滤过）向量选择算法进行心脏信号的感知，更接近S-ICD装置性能。因此，AST相对于MST，通过率提高了24%。

临床常规使用AST，但遇到下列情况需考虑应用MST。

1. 遇到程控仪BS-3120筛选模块无法使用时（未升级安装等原因），紧急状态下可考虑使用MST。

2. AST存在边缘状态（只有1个向量通过或向量勉强通过），或者AST不通过，可联合MST进行确认。

（四）筛选不通过的常见危险因素

7%～15%的患者筛选不通过。筛选不通过常见的危险因素包括HCM、患者超重、QRS增宽。

三、特殊情况下的筛选

（一）有起搏器的患者

一般S-ICD适用于无起搏需求的患者。然而，对于有起搏器的患者来说，S-ICD可以作为预防猝死的补充手段。另外，有研究表明，针对无静脉通路的患者，可以考虑联合植入无导线起搏器及S-ICD。

起搏的图形一般具有更宽及振幅更大的QRS波及T波，因此，筛选失败率远高于普通人群。研究表明，只有58%植入起搏器的患者通过筛选。其中，双室起搏比右心室起搏通过率更高（80% *vs.* 46%），右心室间隔部起搏比心尖部起搏通过率更高（67% *vs.* 37%）。原因与双室起搏及间隔部起搏比心尖部起搏能产生的更窄且振幅更小的QRS波和T波（图1-5-5）有关。

临床通常对起搏器患者进行筛选：对比在不同起搏频率、高低输出、单双极状态下，不同体位、不同向量的通过情况。①自身心律；②常规起搏频率（70次/分）+常规输出（2.5 V，0.4 ms）；③常规起搏频率（70次/分）+高能量输出（7.5 V，1.5 ms）；④高频起搏（100次/分）+常规输出（2.5 V，0.4 ms）；⑤高频起搏（100次/分）+高能量输出（7.5 V，1.5 ms）；⑥单极和双极状态。

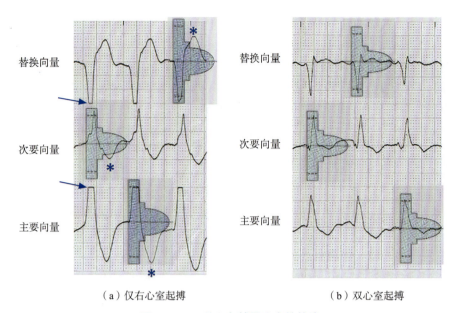

（a）仅右心室起搏　　　　　　　　　（b）双心室起搏

图1-5-5　已植入起搏器患者的筛选

注：为同一心脏再同步化治疗患者。仅右心室起搏时，3个向量均筛查失败，开启双心室起搏后3个向量均筛查成功。

（二）肥厚型心肌病患者

HCM患者相对年轻，有较高的猝死风险，心电图表现为R波振幅较高伴深倒置T波，以及心率增快时伴明显ST-T改变，这可能引起T波过感知、R波双重计数，造成不恰当电击。因此，HCM患者在术前筛选时应格外谨慎。

既往研究发现，HCM患者有高达38%的MST筛选失败率，其中，仰卧位筛选失败率为66%，站立位筛选失败率为24%，运动状态筛选失败率为10%。在筛选通过的患者中，44%的患者只有1个向量通过筛选，23%的患者有2个向量通过筛选，33%的患者有3个向量通过筛选。S-ICD筛选心电图R/T振幅比值越大，筛选失败的概率越高。而12导联心电图中aVF导联的R/T比值＜3，与筛选通过显著相关。

（三）遗传性心律失常患者

遗传性心律失常，包括Brugada综合征、长QT间期综合征及特发性VF患者，总体S-ICD筛选失败率为13%，高于常规人群。其中，Brugada综合征患者筛选失败率又高于其他遗传性心律失常（18% *vs.* 5%）。针对基础状态下心电图正常的Brugada综合征患者，用阿义马林诱发Brugada波后，14.8%基础状态通过筛选的患者筛选失败（图1-5-6）。

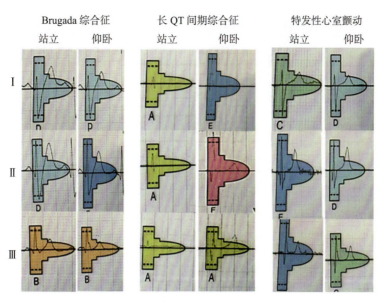

图1-5-6　遗传性心律失常患者的筛选

注：图中可见3例患者S-ICD筛查均失败，原因均为T波振幅过高。S-ICD.全皮下植入型心律转复除颤器。

（麦憬霆　陈样新）

第六章

医护与患者的沟通

S-ICD植入术前，主管医师或手术医师都应与包括患者家属在内的患方进行充分的沟通，使其对所患疾病的现状、预后、手术预期效果、手术过程、术后管理、患方关心的其他问题等有清晰的认知。尤其是围手术期，术后长期可能发生的风险、意外、并发症及其处置方案与预后等，以便患方更好地配合手术。需要沟通的主要内容见下文。

一、病情介绍

向患者及家属做好病情的介绍、解释工作，可以加强其对疾病本身的了解，缓解紧张、焦虑的情绪，以便更好地配合诊疗工作，建立和谐医患关系。术前应详细向患者及家属介绍患者的一般情况，包括目前的诊断、主要的阳性症状和辅助检查结果、治疗方案和疗效、后续病情转归、合并症对本次治疗的影响及其他非本专科待解决的问题。

二、选择全皮下植入型心律转复除颤器的原因

合格的术前沟通应该结合患者的病例特点，向家属详细沟通优选的治疗方案与替代治疗方案的优、缺点，使其明白为什么建议选择植入S-ICD。目前，SCD或VF/VT的治疗方案包括药物治疗、导管消融治疗、ICD植入3个主要方面。其主要优缺点如下所述。

（一）药物治疗

1. **优点**　药物对预防SCD有一定疗效，可降低VT或VF的复发概率，经济实惠。

2. **缺点**　部分药物如奎尼丁等购买困难，无法满足治疗需求；部分药物长期使用可产生严重药物不良反应，如长期使用胺碘酮可导致甲状腺疾病、肺纤维化等；由于患者本身存在潜在缓慢型心律失常，药物治疗可能带来副作用，使患者出现药物不耐受；即便足量药物治疗，仍有可能存在SCD/VF/VT发作风险，一旦SCD/VT/VF发作，后果严重。

（二）导管消融治疗

1．优点　若条件允许，导管消融治疗可根治部分符合ICD植入适应证的VT或VF，如单形性室性心动过速等；可以降低ICD术后患者心律失常的发生率和ICD电击治疗率。

2．缺点　适应证范围小、循证医学证据尚不充分、防治SCD/VT/VF复发存在局限性。

（三）植入型心律转复除颤器的植入

ICD具备除颤功能、循证医学证据充分、技术成熟，可为预防SCD提供可靠保障。

1．TV-ICD

（1）优点：可提供ATP、抗心动过缓起搏治疗和心脏再同步化治疗。

（2）缺点：TV-ICD电极导线需通过血管植入心腔，潜在的风险和并发症较多，如血气胸、静脉通道狭窄/闭塞、心脏结构损伤、电极故障及感染（尤其是免疫抑制治疗、血液透析等有潜在感染风险的患者）等，一旦需要将整套系统移除，不仅花费巨大，且手术技术难度和风险都是不小的挑战，目前，国内仅有少数医院可完成经静脉电极导线拔除手术。

2．S-ICD

（1）优点：避免了因植入经静脉电极导线所带来的风险；S-ICD的囊袋固定于左侧腋下，可以满足爱美人士的客观需求。

（2）缺点：S-ICD只能在除颤后提供短时间的安全起搏，不能提供ATP和心脏再同步化治疗。

三、术前注意事项

1．告知患者手术的麻醉方式，选用全身麻醉和监护麻醉管理的患者术前至少禁食、禁饮8 h。

2．术前1天协助患者清洁颈、胸部和上腹部皮肤，并清除相应区域的毛发，动作务必轻柔，保护皮肤，避免破损。

3．术前1晚嘱患者调整心态，保障充足睡眠，必要时可给予镇静药物辅助睡眠。

4．再次详细了解药物过敏史、乙醇过敏史和家族过敏史，告知患者可能进行的皮试。向患者说明术前0.5～1.0 h应用抗生素的必要性。若患者因病情需要正在服用抗栓药物，术前充分评估其出血及血栓形成风险，并与患者详细沟通围手术期凝血药物治疗方案的调整情况，并告知相关风险与获益。

四、手术过程简介

S-ICD植入术（视频6-1）的手术时间约为1 h，包括二切口技术和三切口技术，目前，临床以二切口技术为主流，整个过程分为术前定位与标记、消毒和铺巾、切口及囊袋的制作、制作隧道并植入导线、连接脉冲发生器并植入囊袋和除颤阈值测试6个步骤（详见第九章全皮下植入型心律转复除颤器植入流程及操作技巧）。因手术步骤对于非医疗相关人员而言晦涩难懂，此处特意展示了S-ICD植入的模拟动画（扫描以下二维码可查阅），在讲解时结合模拟动画演示，有利于患者及家属更好地理解手术过程。

视频6-1　S-ICD植入术手术过程演示动画

注：S-ICD. 全皮下植入型心律转复除颤器。

五、手术并发症及应对措施

1. **麻醉意外**　术者和麻醉医师评估患者后再选择麻醉方式（全身麻醉、监护麻醉管理、无麻醉的镇静和镇痛及神经平面阻滞麻醉等）。全身麻醉风险相对较大，可能出现呕吐、窒息、呼吸道梗阻、低血压、心律失常，甚至苏醒延迟等。应对措施：患者术前至少8 h禁食、禁饮，麻醉师全程监护。

2. **感染**　术后囊袋及切口有感染风险，可能导致切口愈合延迟，严重者要二次手术。应对措施：术前清洁皮肤及备皮，预防性应用抗生素；术中严格执行无菌原则；术后规律换药等。

3. **出血**　皮下血肿，可能影响切口愈合及除颤功能，严重者需二次手术。应对措施：术前谨慎规划抗栓药物的使用；术中严格止血、术后换药注意皮下张力等情况，及早发现出血，给予及时处理。

4. **感知错误或不良**　S-ICD可能对VT或VF错误感知或感知不良。应对措施：术前行心电图筛选可预先评估S-ICD对患者皮下信号的感知能力，并识别出可能发生错误感知而不适合植入S-ICD的少数患者；术后规律程控检查。

六、随访与注意事项

S-ICD植入术前有必要时可向患者和家属介绍本团队情况。S-ICD需要专业起搏电生理团队在麻醉医师配合下开展。

（一）随访

S-ICD植入术后长期、个体化随访对患者的疾病管理至关重要。出院前，必须告知患者和家属严格按照随访安排定时复查。植入S-ICD的患者出院前需进行1次诊室或床旁随访，出院后的随访分为3个阶段。①早期：植入后1～3个月应随访1次；②中期：依据患者临床情况，每3～6个月随访1次；③后期：当S-ICD临近电池耗竭时，应提高随访频率（如间隔1～3个月）；④如果出现S-ICD电击等特殊情况，需立即紧急随访。随着S-ICD在国内的普遍应用，省会城市和主要城市都有三甲医院可以提供预约随访服务（详见第十三章全皮下植入型心律转复除颤器的术后随访和程控）。

（二）注意事项

S-ICD植入对患者日常生活影响很小，大部分人可以继续进行日常活动和工作，但部分患者存在特殊情况，术前有必要将S-ICD植入对日常生活的影响详细告知患者，了解其可能存在的相对禁忌证，以使其更好地配合术后管理。

S-ICD兼容磁共振成像，患者可以正常通过地铁、火车站、机场等场所安检，可做1.5 T MRI，但检查前需程控。一般家用电器和电子产品可正常使用，如微波炉、电视、电脑、手机等。

S-ICD植入后1个月内，除颤装置和皮下电极导线逐渐被自身组织包裹固定。术后4周内应尽量避免洗澡，以切口处结痂自然脱落后再洗澡为宜。建议患者勤换内衣，若发现切口局部出现痒、红、痛或体温升高的症状，应及时就诊。洗澡时勿用力揉搓植入S-ICD部位的皮肤，以免影响切口愈合或造成局部感染。植入S-ICD 1～3个月后，患者可以循序渐进地恢复日常活动，如骑车、游泳、跳舞、做家务等日常活动，但尽量避免大幅度剧烈运动及过度劳累，禁止反复揉搓囊袋部位，避免囊袋破溃及感染。

患者要规律用药，调整生活方式，戒烟、限酒，作息规律，心态平和，避免导致心律失常的诱因，如情绪激动、劳累、饮用咖啡、熬夜等。患者要留意有无放电、类似锤击感等不适症状。若S-ICD放电不适、放电无效或反复放电，可出现胸闷、心悸、黑矇、晕厥等症状，甚至猝死，患者家属及朋友应紧急拨打急救电话（"120"），必要时进行心肺复苏，将患者送至最近医院后，应告知接诊医师患者有植入S-ICD史。

术前应向患者介绍术后各种注意事项，以使其更好地配合术后管理，要关注患者的心理状态，做好必要的心理疏导工作。

（董淑娟　李　斌）

## 第七章

全皮下植入型心律转复除颤器患者的麻醉评估及策略

一、全皮下植入型心律转复除颤器植入术的特殊性

与TV-ICD不同，S-ICD植入术具有3个特殊性：①S-ICD的囊袋要大一些，切口多（三切口或两切口）；②电极植入需要2条皮下隧道（图1-7-1）；③S-ICD植入后需要进行DFT测试。上述3点都会引起患者疼痛不适，因此，选择合适的麻醉方式并对患者进行更强的镇静和疼痛管理，对于手术的顺利进行至关重要。

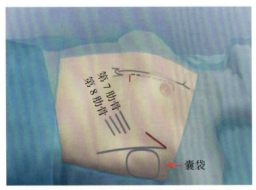
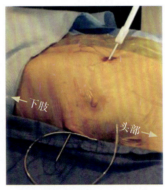

（a）S-ICD植入切口示意，可见囊袋要求较大　　（b）电极导线植入时，打皮下隧道的过程

图1-7-1　S-ICD皮下隧道

注：S-ICD.全皮下植入型心律转复除颤器

二、麻醉方式的选择

目前，临床上S-ICD植入术使用的麻醉方式包括全身麻醉、监护麻醉、区域麻醉（regional anesthesia，RA）、非麻醉医师实施镇静/镇痛（nonanesthesiologist administered sedation and analgesia，NASA），以及局部麻醉配合镇静药物等。

（一）全身麻醉

全身麻醉为S-ICD植入术的主要麻醉方式，EFFORTLESS研究（纳入958例S-ICD患者）和PAS研究（纳入1637例S-ICD患者）显示，63%的患者在全身麻醉下植入S-ICD。全身麻醉的优点包括减轻患者的心理负担、保护患者气道及优化气道管理；其缺点包括各医院麻醉医师配备参差不齐、全身麻醉后患者血流动力学不稳定、气管插管可能导致气道损伤、手术时间延长，术前麻醉评估及术后麻醉复苏都需要专业的麻醉医师或麻醉护士来完成。全身麻醉的费用较其他麻醉方式高。选择麻醉方式时，应考虑DFT测试会导致血流动力学改变，以及麻醉药物对心肌的抑制作用、血管扩张作用。在全身麻醉诱导初期和术中应警惕低血压及心动过缓的发生。

（二）监护麻醉

监护麻醉是国内S-ICD植入成熟中心最常选用的麻醉方式。美国麻醉医师学会对监护麻醉的定义：一种特定的麻醉服务，麻醉医师参与诊断或整个治疗过程。麻醉医师必须具备将监护麻醉迅速转为全身麻醉的能力，并且在必要时确保呼吸道开放。一项研究纳入69例患者在监护麻醉加局部麻醉（静脉注射丙泊酚）下行S-ICD植入术，术中仅2例出现一过性低血压并在治疗后缓解，所有患者均无呼吸道并发症，且术后对疼痛的评级为轻微。基于该研究的结论，监护麻醉对于S-ICD植入的疼痛管理是安全、有效的。在S-ICD植入可以选择的麻醉方式中，监护麻醉对血流动力学的影响最小。

由专业麻醉医师提供麻醉服务，根据患者不同情况进行术前评估、术中麻醉和监护，以及术后的患者管理。有大量S-ICD植入经验的中心已普遍开始使用麻醉监护管理。丙泊酚是监护麻醉中常用的麻醉药物，其易于滴定，生效及去效迅速。在使用丙泊酚时，需要至少每5 min记录1次血流动力学、呼吸频率、血氧饱和度，并评估镇静深度。同时开启生命指征的监护警报。Essandoh等的研究证实，监护麻醉（使用丙泊酚麻醉配合局部麻醉）对于S-ICD植入术及DFT测试是安全、有效的，并能够让患者感到舒适。术中及DFT测试时不会出现血流动力学不稳定，监护麻醉能够维持患者交感正常，对于心血管系统抑制更少。

（三）区域麻醉

区域麻醉是在超声指导下进行躯干平面神经阻滞，主要包括前锯肌平面阻滞（图1-7-2）和胸横肌平面阻滞（图1-7-3），即通过阻滞肋间神经的外侧皮肤分支和肋间神经的前分支为脉冲发生器所在区域的前外侧胸廓和除颤导线的胸骨沿线提供镇痛。国外相关研究结果显示，区域麻醉可提供有效的镇痛效果，但目前国内数据仍有限。

（四）非麻醉医师实施镇静/镇痛

非麻醉医师实施镇静/镇痛，即在S-ICD植入时由术者直接实施镇静/镇痛和气道管理。非麻醉医师实施镇静/镇痛需要成立专业的麻醉小组，制定规范化流程，电生理医师考虑非麻醉医师实施镇静/镇痛时可参考决策树（图1-7-4）。

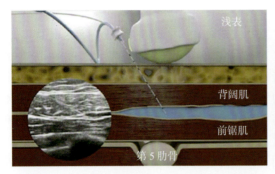
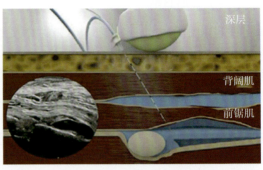

（a）前锯肌平面阻滞麻醉（表浅）　　　　　　　（b）前锯肌平面阻滞麻醉（深部）

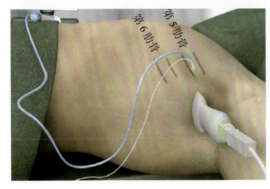
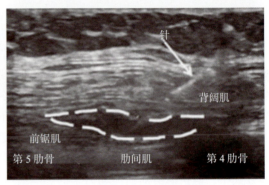

（c）前锯肌平面阻滞体表进针和超声探头位置　　　（d）前锯肌平面阻滞超声影像

图1-7-2　前锯肌平面阻滞

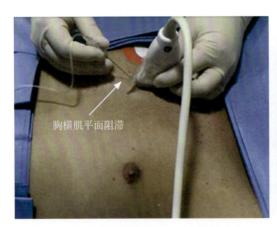
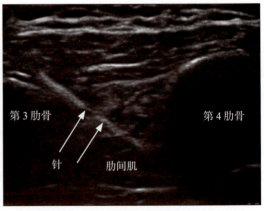

（a）胸横肌平面阻滞体表进针和超声探头位置　　　（b）胸横肌平面阻滞超声影像

图1-7-3　胸横肌平面阻滞

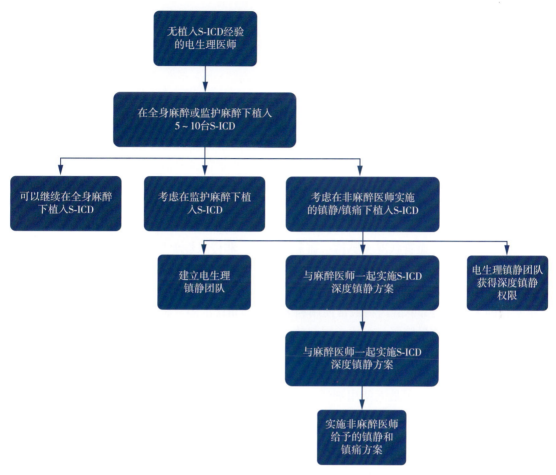

图1-7-4 电生理医师选择麻醉方式决策示意图

注：S-ICD. 全皮下植入型心律转复除颤器。

非麻醉医师实施镇静/镇痛的医院应成立并培训专项的植入镇静小组（包括电生理医师和护士）。在制定规章及培训时，应该考虑以下几点。①植入镇静小组的成员选择：选择有丰富镇静经验的电生理医师及护士组成植入镇静小组是必要的，以缩短非麻醉医师实施镇静/镇痛的学习曲线并改善患者监护。②患者选择：最适合非麻醉医师实施镇静/镇痛的患者群尚未有定论。但是，在选择患者时需要考虑非麻醉医师实施镇静/镇痛可能带来的并发症。需要着重评估患者的循环、呼吸系统及其他病史，如左心室收缩功能不全、肺动脉高压、病态肥胖、梗阻性睡眠呼吸暂停、胃食管反流、严重的肺部疾病、胃轻瘫等。③麻醉药物药理学：建议对镇静小组进行有关药理学、药代动力学的培训。在有资质使用丙泊酚及深度镇静的医院中，需要特别强调静脉注射及皮肤渗透丙泊酚的区别，以及对呼吸系统和心血管系统抑制的风险。④呼吸道相关培训：植入镇静小组能够对呼吸道进行完整解剖学评估，以评估在实施镇静/镇痛过程中呼吸道受阻的风险。此外，非麻醉医师镇静小组同样需要能够迅速判断呼吸道是否受阻，并提供非侵入式救援治疗。

三、全皮下植入型心律转复除颤器植入的麻醉操作流程

（一）术前

与患者沟通围手术期的麻醉方式及镇静选择，与植入TV-ICD相同，选择哪种麻醉方式基于患者是否存在病态肥胖和/或呼吸道受阻，是否罹患精神疾病并使用精神类药物，是否使用阿片类药物控制慢性疼痛，上述情况均可导致增加镇静及麻醉需求。建议联合使用多种镇痛方式，患者在术前口服镇痛药有助于术后疼痛管理。

（二）术中

持续监测患者心血管状况（脉搏、血氧饱和度、非侵入性血压监测及心电监测）、二氧化碳图，以及手术台上的额外氧气供应。手术准备阶段，在注射局部麻醉药物前，使用轻度或中度镇静药物，以减少注射时的不适。充分、恰当使用局部麻醉是患者在术中和术后能否感觉舒适的关键。局部麻醉药物最常使用利多卡因和布比卡因。利多卡因生效迅速但持续时间较短，术后镇痛效果较弱。布比卡因起效时间相对较慢，但持续时间更长（4～8 h），对于S-ICD植入患者可能是较好的选择。

在囊袋及胸骨旁隧道处使用0.25%布比卡因局部麻醉能够提供理想的麻醉效果及较好的术后疼痛管理。布比卡因最大使用剂量为2.5～3.0 mg/kg（或每剂175 mg），使用最大渗透量2.0 mg/kg可以保证0.5 mg/kg的安全界限。如果发生系统性麻醉中毒，可以静脉输注20%脂肪乳剂。混合使用局部麻醉药物，例如，将利多卡因和布比卡因混合使用会产生剂量安全问题，并且毒性会叠加，故不建议混合使用。

局部麻醉最大用量（ml）的计算公式：最大使用剂量（mg/kg）×［体重（kg）/10］×（1/局部麻醉浓度）＝局部麻醉（ml）

隧道制作在术中耗时较短，但是需要确保患者充分镇静。有些术者建议直接在胸骨旁隧道中直接进行局部麻醉，而非通过皮肤渗入。由于经胸起搏、诱颤、除颤电击均会导致疼痛，在DFT测试时，需要确保患者至少处于中度镇静状态。

（三）术后

部分国外研究显示，患者在S-ICD植入术当天可以出院，术后可配套使用数天的镇痛药物。使用区域麻醉或非麻醉医师实施镇静/镇痛的患者相较于全身麻醉患者恢复得更快（恢复时间缩短1～2 h）。

目前，对于S-ICD植入麻醉方式的选择尚无统一定论，最佳麻醉方式的选择需要综合考虑患者的病情、术者经验、医院的政策和条件等决定。建议初学者前5～10例S-ICD植入以全身麻醉为主，以便专注于手术操作，之后可根据具体情况选择其他麻醉方式。

（晁　峰）

第八章

全皮下植入型心律转复除颤器植入术前准备

S-ICD植入的术前准备主要包括体表心电图筛查、病情评估、术前药物使用、麻醉方式选择与准备、手术方式准备、皮肤准备及心理准备。其中，部分内容与其他CIED术前准备类似，部分为S-ICD所独有，具体分述如下。

一、体表心电图筛查

与TV-ICD不同的是，S-ICD植入术前必须完成体表心电图筛查，以确定是否可选择植入S-ICD（具体见第五章全皮下植入型心律转复除颤器术前心电图筛查）。

二、病情评估

（一）全身评估

评估全身情况、临床心功能情况及并发症等，确定患者是否能耐受手术。

（二）心脏评估

胸部X线检查可以明确心脏大小、心脏在胸腔中的位置、是否有转位等。超声心动图可以评估心脏大小和心功能情况，观察有无心室血栓。针对心房颤动患者，建议术前进一步完善经食管超声心动图检查，确认心房有无血栓。若心室或心房有血栓，则需评估术中DFT测试时血栓脱落风险。持续性心房颤动患者，建议术前给予抗凝治疗，以降低术中DFT测试转复窦性心律后血栓栓塞事件的风险。

三、术前用药

（一）抗血小板药和抗凝血药

根据病情评估抗血小板药和抗凝血药的使用适应证，评估缺血与出血风险，调整围手术期药物的剂量。非血栓栓塞高危患者（如CHA_2DS_2-VASc评分＜4分），术前停用抗凝血药，术后出血风险下降后尽快恢复抗凝治疗。血栓栓塞高危患者，如既往有栓塞事件或机械瓣置换术后者，推荐继续使用华法林抗凝。新型口服抗凝血药使用者的处理方式也如此。为降低囊袋的出血风险，不建议使用低分子量肝素桥接治疗。抗血小板药物，尤其是P_2Y_{12}受体拮抗剂（氯吡格雷、普拉格雷、替格瑞洛等）与抗凝血药联用时显著增加出血风险，因此，除非适应证明确，否则应该在术前5～10天停用。若不停用抗血小板药和抗凝血药，则术中应注意观察囊袋出血情况，术中使用电刀、术后局部加压包扎止血。

（二）抗感染药物

一般建议预防性抗感染药物使用为术中临时用1次，建议使用第一、二代头孢菌素类抗生素，术后如无感染依据，则不建议继续预防性使用抗生素。

四、麻醉方式的选择与准备

根据患者的全身情况及并发症情况，请麻醉科会诊，确立麻醉方式、术前禁食及禁饮的时间及相应药物调整。如为全身麻醉或静脉麻醉，则术前需要禁食；糖尿病患者需监测血糖，术前降血糖药需要停用或减量。

五、手术方式准备

根据术前心电图筛选结果，确定除颤导线的植入位置，若胸骨左、右两侧均筛选通过，影像上除颤线圈和脉冲发生器之间包绕的心影范围越大越好，确保将心脏完全覆盖，提高除颤的成功率。

有开胸手术史及其他胸部手术史的患者，如乳房根治术史、胸廓畸形者等，除颤导线的植入部位注意尽量避开瘢痕和皮下组织菲薄处，以降低皮肤破溃的风险。

六、皮肤准备

S-ICD手术范围为前胸部和左腋下，因此术前手术部位需清洁、备皮。

七、术前心理准备

术前将手术过程和术前准备告知患者，帮助患者减轻心理负担，情绪紧张者术前可给予抗焦虑药。

（陈学颖）

第九章

全皮下植入型心律转复除颤器植入流程及操作技巧

一、首次植入全皮下植入型心律转复除颤器

按切口不同，S-ICD植入术（视频9-1）分为二切口技术和三切口技术。2013年以前，S-ICD植入以三切口技术为主。因二切口技术具有手术时间短、外观美观且不增加手术并发症等优势，2013年后，临床S-ICD植入逐渐以二切口技术为主。PAS研究入组了86家中心1637例S-ICD植入术后患者，该研究结果显示，二切口技术植入所用时间显著较三切口技术短，且2组并发症的发生率及不恰当电击率均无显著性差异。

视频9-1　S-ICD植入术

（一）术前定位、标记及要点

1. **术前定位**　用胶带将S-ICD脉冲发生器及电极导线1∶1模型（以下简称"DEMO"）分别固定于预期植入部位。电极导线DEMO固定于前正中线左侧旁1 cm处，如患者心影偏中或偏右，且术前胸骨右侧位置筛选通过，也可考虑将电极导线定位于胸部中线右侧1 cm；将脉冲发生器DEMO固定于左腋中线第5 ～ 6肋间靠背侧部位。DEMO固定后，行前、后位X线检查，以评估器械定位（图1-9-1）。理想的植入定位为感知线圈纵向平行于前正中线，横向距前正中线垂直距离约1 cm，电极近端感知点靠近剑突但不低于膈肌水平，电极远端感知点靠近胸骨上端，X线下左心室心影位于除颤线圈和脉冲发生器之间。对女性患者进行定位时，脉冲发生器定位应避开乳房组织，术区定位应避开胸部，切口定位尽量位于皮肤稳定

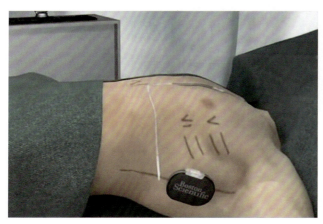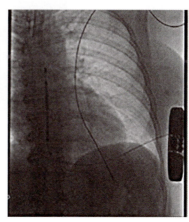

（a）术前定位示意图　　　　　　　　　　（b）术前定位（X线片）

图1-9-1　全皮下植入型心律转复除颤器术前定位

部位，避免覆膜或胸廓放松时，因皮肤移动而导致切口定位移动；对体型肥胖患者进行定位时，注意考虑皮下脂肪厚度情况，术中实际隧道长度可能长于标记位点，应避免出现隧道过短及电极弯折；胸骨切开术后对患者进行定位时，注意电极感知点定位与胸骨固定环或固定板保持恰当的距离。

2. 术前标记　根据DEMO定位，使用医用体表标记笔分别标记囊袋轮廓、囊袋切口、剑突切口、电极远端预植入位点及纵向隧道标记（如采用三切口技术，根据电极导线DEMO，标记胸骨上切口）。沿脉冲发生器DEMO标记囊袋轮廓，于囊袋轮廓前方约1 cm处标记囊袋切口，可选择沿朗格线A（皮下的自然纹路）或B做囊袋切口标记（图1-9-2），长度为5～6 cm，注意避免囊袋切口标记跨越囊袋轮廓标记；根据电极导线DEMO定位，于剑突处垂直于胸部中线或略带弧度标记剑突切口，长度为2～3 cm，如皮下脂肪较厚，可适当延长切口。

3. 术前要点

（1）瘢痕体质患者进行标记时，建议沿皮纹做切口标记，这有助于切口恢复和减少瘢痕形成。

（2）使用二切口技术时，注意避免省略电极远端预植入位点标记，该标记点有助于后续纵向隧道制作平行于胸部中线。

（3）女性患者进行标记时，可考虑在患者站立位/坐位下标记胸部下缘线，以保障术区标记避开乳房组织。

（二）消毒与铺巾

1. 准备体外除颤设备　术前准备具备起搏功能的体外除颤设备，为S-ICD植入术做DFT测试做好安全保护。

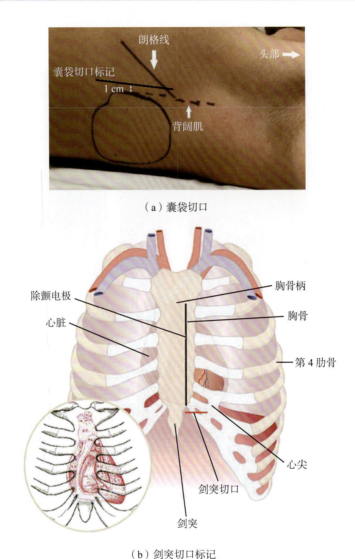

（a）囊袋切口

（b）剑突切口标记

图1-9-2　全皮下植入型心律转复除颤器囊袋切口及剑突切口标记

2. **放置除颤贴片**　因术野显露需求，S-ICD植入前体外除颤贴片放置的位置（图1-9-3）较为特殊，建议将右侧除颤贴片放置于右侧锁骨下方、胸骨右侧，避开乳头和胸骨组织，定位尽量靠右以扩大消毒区域；将左侧除颤贴片放置于左肩胛骨下方背部区域。建议术前1天进行术区备皮，避免皮肤损伤，降低感染风险。

3. **固定患者**　患者平卧于手术台上，左臂外展，与躯体夹角约60°（图1-9-4），手掌向上，以保护臂丛。对可能发生乳房组织阻碍术野的女性患者进行消毒铺巾前，术前使用胶带固定乳房组织，以显露术野。

4. **消毒**　使用碘伏对术区进行消毒，理想消毒范围为上至下颌，下至脐部，右至右锁骨中线，左至左腋后线及左手肘。消毒时应注意保留术前标记。

5. **铺无菌巾（单）**　参考外科手术规范铺巾（单），注意显露切口标记与前正中线。铺

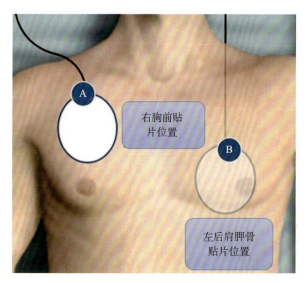

图 1-9-3　除颤贴片位置示意

注：A. 胸前体外除颤贴片位置；B. 背部除颤贴片位置。

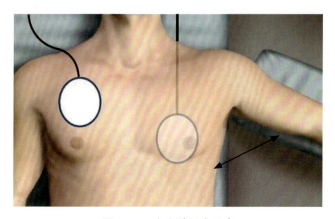

图 1-9-4　左上肢固定示意

巾（单）顺序依次为足侧、术区对侧、头侧、术区侧。建议的铺巾（单）范围如下。

（1）足侧铺巾（单）上至剑突水平，下至脐水平线以下。

（2）术区对侧铺巾（单）内至前正中线右侧2 cm，上至锁骨以上，下至脐水平线以下。

（3）头侧铺巾（单）下至锁骨，环颈部两侧重叠术区对侧无菌巾（单）及术区侧无菌巾（单）。

（4）术区侧无菌巾（单）置于患者左侧与手术床接触处，从腋窝到脐水平线，另铺巾（单）覆盖左侧手臂，重叠头侧铺巾（单）。铺巾（单）完成后，建议使用含碘抗菌贴膜覆盖术区（常规尺寸：34 cm×36 cm）。

（三）制作囊袋、剑突/胸骨上切口及操作要点

由于S-ICD脉冲发生器体积较大，建议采用肌间植入术式，即将脉冲发生器植入前锯肌

与背阔肌的肌间隙部位（即肌间囊袋）（图1-9-5）。囊袋及切口制作过程中，建议使用少量局部麻醉药，以缓解术后疼痛。

1. **制作肌间囊袋**　按囊袋切口标记切开皮肤，使用高频电刀的电凝功能逐层分离，并配合使用撑开器确保术野清晰。分离组织至前锯肌深筋膜后，用手指、手术刀柄或血管钳等向背侧钝性分离，直至显露前锯肌与背阔肌间的深筋膜，使用电凝刺激肌肉收缩，判断是否到达肌层，继续钝性分离，在前锯肌与背阔肌肌间隙处制作囊袋。囊袋制作过程中，避免损

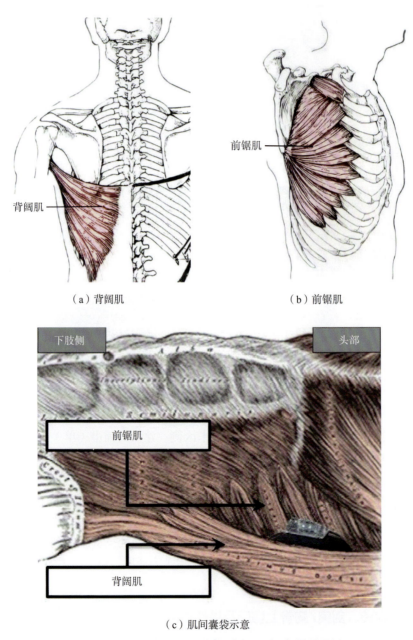

（a）背阔肌　　　　　　　　　　　　　（b）前锯肌

（c）肌间囊袋示意

图1-9-5　全皮下植入型心律转复除颤器肌间囊袋制作

伤筋膜或肌组织，以降低出血风险。如出现大量出血或血管损伤，可采用压迫止血、钳夹结扎止血（单纯结扎法或贯穿结扎法）、电凝止血或局部止血法（吸收性明胶海绵）等方式进行止血。建议术中根据脉冲发生器标记制作囊袋，以保障囊袋的尺寸适宜。如果囊袋制作过大，有导致脉冲发生器移动的风险，后续可能导致电极被牵拉致其脱位或基线漂移影响器械感知，此外，可能增加血肿和囊袋感染的风险；反之，如果囊袋制作偏小，可能导致囊袋皮肤表层及皮下组织张力过大，后续可能导致囊袋皮肤破溃或感染。

2. **制作剑突切口**　按剑突切口标记切开皮肤（图1-9-6），建议配合使用乳突撑开器分离至深筋膜，在筋膜层上预留2根不可吸收缝线（建议使用0号线）用于后续电极导线固定，2根缝线间距约1 cm。预留缝线后，建议进行拉力测试，如果缝线固定牢固且组织可随缝线牵拉而移动，则提示缝线固定在肌层或深筋膜层。

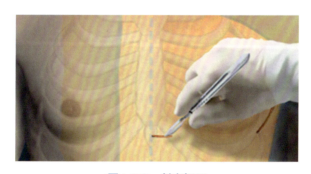

图1-9-6　剑突切口
注：蓝色虚线为前正中线。

3. **制作胸骨上切口（三切口技术独有）**　如果采用三切口技术，则在制作纵向隧道前，在纵向隧道上方沿标记延长线做2 cm切口，采用剑突切口制作方式，分离至深筋膜，在筋膜层上预留1根不可吸收缝线（图1-9-7）。

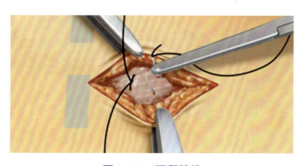

图1-9-7　预留缝线

4. **操作要点**　①制作女性患者囊袋及剑突切口时，注意避开乳房组织，若切口位置有损伤乳房组织的风险，可尝试采用图1-9-2a标记切口制作方式；②剑突切口的个体差异较大，制作时应根据患者的体型适当调整切口方向及长度。

（四）制作隧道及植入电极导线

1. 二切口技术　在完成囊袋及切口制作后，电极导线需分别通过横向隧道和纵向隧道植入至术前标记部位。

（1）步骤（图1-9-8）：手指分别于剑突切口和囊袋切口沿横向隧道方向向深筋膜层钝性分离约2 cm。准备隧道工具（穿刺针4712）中的长鞘和隧道针，手指指引隧道针沿深筋膜层从剑突切口向囊袋切口方向制作横向隧道，注意保持隧道在肋骨上方，避免损伤肋骨组织。到达囊袋切口后，退出隧道针，留置长鞘，从囊袋切口送入电极导线进入长鞘，直至剑突切口。从剑突切口回撤长鞘（直接撕开或回撤），回撤过程中，助手注意持续固定囊袋切口处电极导线，避免电极导线随长鞘回撤而移动。使用剑突切口处预留的外侧缝线缝合袖套，将电极导线固定至深筋膜层。注意检验电极导线固定的稳定性，避免在脂肪组织层缝合，如果固定不稳定有发生电极导线移位的风险。女性患者制作横向隧道时，注意避开乳房组织。

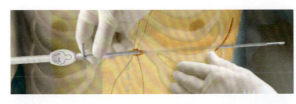

（a）手指指引隧道针

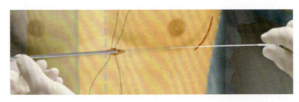

（b）电极导线通过长鞘从囊袋切口到达剑突切口

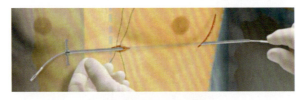

（c）使用预留缝线缝合袖套

图1-9-8　制作横向隧道

（2）要点：①横向隧道制作过程中，注意避免用力过猛，避免穿刺针进入胸腔导致相关并发症；②不建议对隧道工具进行塑形；③如患者体型较宽，建议紧贴筋膜层制作隧道，以预留足够长度电极导线与设备连接。

（3）制作纵向隧道（图1-9-9）的步骤：确认胸骨上端电极导线远端预植入位点标记，使用手指（或止血钳）于剑突切口沿纵向隧道方向向深筋膜层钝性分离约2 cm。准备隧道工具中的短鞘和隧道针，锁定短鞘和隧道针后，将隧道针头端植入剑突切口处，在矢状面上与胸

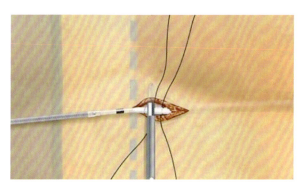

（a）隧道针头端植入剑突切口

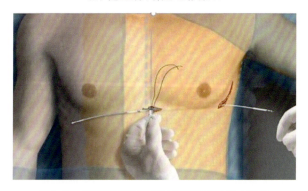

（b）紧贴深筋膜层推进短鞘与隧道针完全进入隧道

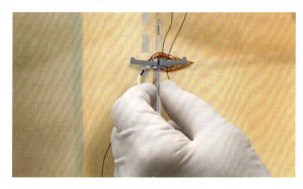

（c）解锁隧道针与短鞘

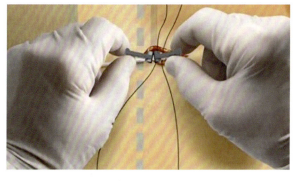

（d）撤离隧道针后将短鞘近端撕开少许

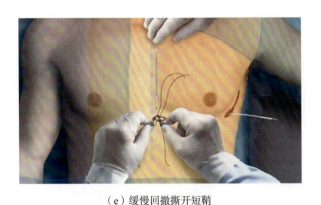

（e）缓慢回撤撕开短鞘

图 1-9-9　制作纵向隧道

骨保持 10°～20° 夹角，紧贴深筋膜层向电极导线远端标记推进，直到短鞘与隧道针完全进入隧道。制作过程中注意隧道针尽量紧贴深筋膜，避免电极导线与胸骨之间残存脂肪组织。尽量减少操作次数，多次操作可能造成隧道内组织疏松，有导致电极导线移位的风险。植入完毕后，解锁隧道针与短鞘，撤离隧道针后，将短鞘的近端撕开少许，将电极头端沿短鞘送至预期植入位置后，助手用手固定电极头端，同时用手或血管钳固定剑突切口部位短鞘撕开处的电极体部，避免电极导线随短鞘回撤而移位，术者在助手协助下缓慢回撤并撕开短鞘。使用预留的内侧缝线缝合袖套，将电极导线固定在深筋膜。根据患者的具体情况，术者可考虑加用不可吸收缝线再次固定，可选择缝合袖套 4 个凹槽中的任意 2～3 个进行固定。固定完成后，建议使用手指或 2 块卷曲的无菌纱布自上而下地按摩纵向隧道，排出可能残存的空气，避免空气残留导致基线漂移而出现误感知。

2. 三切口技术

（1）步骤：横向隧道制作要点同二切口技术。制作纵向隧道前，使用不可吸收缝线连接隧道针和电极头端，预留缝线＞15 cm。隧道针制作纵向隧道的要点同二切口技术，隧道针穿至胸骨上切口后，通过缝线牵引电极头端至胸骨上切口，使用不可吸收缝线将电极头端固定至深筋膜，也可使用隧道工具（4712）制作纵向隧道及植入电极，其余操作与二切口技术相同。

（2）要点：制作横向隧道时，可考虑将隧道的角度偏向囊袋外侧，降低后续脉冲发生器更换术中电极损伤风险。制作纵向隧道时，隧道针与胸骨的夹角不宜过大，避免损伤胸骨。

总之，无论采用哪种植入技术，除颤线圈都应尽量与前正中线平行，并紧贴深筋膜层。如果患者有胸骨金属固定环或钢丝，应避免电极远端和近端感知环接触胸骨金属固定环或钢丝（可通过 X 线检查确认）。如感知环接触到胸骨金属固定环，除颤器的感知功能可能会受到影响，如必要，可尝试从剑突切口重新制作纵向隧道，确保感知环和胸骨金属固定环之间保持足够间距。

（五）连接固定

1. 步骤　将扭矩扳手垂直插入螺丝口至密封圈中心，在扭矩扳手插入状态下，连接电极与脉冲发生器。连接过程中，确保电极尾端超过固定螺丝，可适当用力向下按扭矩扳手，确保电极进入螺丝腔，并注意避免损坏密封圈。顺时针拧紧、固定螺丝，直至听到"咔咔"声，避免过度旋拧导致螺丝损坏。取下扭矩扳手时，切勿逆时针旋转，否则有螺丝松动风险。最后，轻轻牵拉电极和脉冲发生器，确认连接是否牢固。

　　将脉冲发生器植入肌间囊袋，多余的皮下电极置于脉冲发生器下方。利用脉冲发生器上预留的缝线孔，将脉冲发生器松弛地固定于前锯肌筋膜，固定过程中，避免设备旋转或移位［尤其是高体重指数（body mass index，BMI）患者］。固定在筋膜层的缝线不宜太紧，以提高患者舒适度。

　　2. 要点　①固定时使用不可吸收缝线，建议使用0号缝线；②避免遗漏扭矩扳手插入"排气"操作，扭矩扳手宜垂直插入，避免损坏密封圈，造成误感知。

（六）关闭切口

　　1. 步骤　建议对囊袋进行3层逐层缝合（2层深层组织缝合，1层皮肤缝合）。缝合前，可考虑使用0.9%氯化钠溶液或1∶5稀释的聚维酮碘溶液冲洗囊袋和剑突切口，以降低囊袋感染风险。缝合过程中，应保持切口湿润，避免组织干燥，避免拉扯组织，减少空气进入或残留空气风险。深层组织缝合时，在缝合区皮肤附近进行按压，排出囊袋中残存的空气。

　　2. 要点　①缝合皮肤切口时，建议使用可吸收缝线；②避免切口处张力过大，以减轻患者疼痛，并降低切口损伤的风险；③术后可触碰或按压切口（图1-9-10）和隧道处，观察程控仪操作界面感知情况。

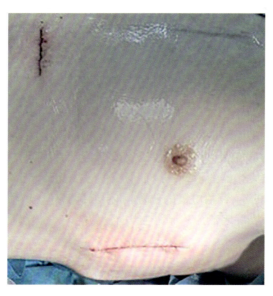

图1-9-10　切口缝合后外观

（七）PRAETORIAN评分

PRAETORIAN评分是通过评估S-ICD除颤线圈和脉冲发生器植入位置预测DFT测试成功率的评分系统。S-ICD植入后，采集患者前、后位和左侧位的胸部X线片，测量除颤线圈下脂肪厚度与除颤线圈直径的比值、脉冲发生器与胸腔中线的距离、脉冲发生器下脂肪厚度与脉冲发生器厚度的比值及患者BMI，根据PRAETORIAN评分规则计算出总分。除颤线圈及脉冲发生器下脂肪厚度越小、脉冲发生器位置越靠后，PRAETORIAN评分越低，DFT测试失败的风险越小。

S-ICD植入过程中，推荐常规进行DFT测试，也可根据患者实际情况，结合PRAETORIAN评分，在术者评估风险后决定是否进行DFT测试。目前，尚无省略DFT测试的S-ICD植入术后患者远期预后的大型临床研究数据发表，正在进行的PRAETORIAN DFT研究有望为此提供数据（详见第十章全皮下植入型心律转复除颤器除颤阈值测试）。

（八）术后程控参数设置

建议程控为双区设置并打开"SMART Pass"功能，优化设置感知向量，根据患者的病情程控诊断频率与程控参数。在术后随访过程中，建议定期通过触诊或胸部X线检查评估皮下电极导线和脉冲发生器的位置。

（九）术后疼痛管理

术中在囊袋内使用长效局部麻醉药（如罗哌卡因）有助于减轻术后囊袋疼痛，必要时可连续使用非甾体抗炎药2～3天，以达到满意的镇痛效果。

二、更换全皮下植入型心律转复除颤器的注意事项

（一）术前注意事项

术前评估患者体表心电图，判断更换S-ICD的合理性。评估患者体型是否发生明显变化，是否需要根据患者体型调整S-ICD脉冲发生器和/或除颤线圈的位置。通过S-ICD程控仪查看近期事件，评估器械感知及治疗功能是否良好，记录高压阻抗值数值。术前通过胸部X线片评估电极导线和脉冲发生器的位置，运行程控仪"Capture All Vectors"选项，评估信号振幅，若信号振幅＜0.5 mV，评估电极的位置，必要时调整电极导线的位置。使用程控仪评估脉冲发生器的工作参数，关闭治疗并保留3个向量截图。

（二）术中注意事项

打开囊袋时注意保护电极导线，使用螺丝刀逆时针旋拧螺丝，拔出并清理电极导线尾端后，连接新脉冲发生器。更换S-ICD过程中注意确保脉冲发生器头端的连接孔无液体，确保电极导线接头干燥、清洁，避免体液或组织进入设备头端。在确认电极导线尾端越过固定螺丝后，使用螺丝刀拧紧螺丝直到听到"咔咔"声，不宜过度旋拧以防损坏固定螺丝。检

查囊袋是否存在瘢痕组织或内生物，必要时调整囊袋。关闭囊袋后，通过程控仪确认感知信号、程控感知和治疗参数，确保"SMART Pass"功能打开。建议更换S-ICD术后重新进行DFT测试，以验证S-ICD的功能。建议程控初始电击向量和极性为系统记录最近一次有效电击采用的向量和极性。如果不进行DFT测试，建议手动测试低能量除颤阻抗是否在正常范围内。更换S-ICD时，确保囊袋的大小合适，建议破坏原囊袋纤维化组织，以降低感染的风险。

（李耀东）

第十章

全皮下植入型心律转复除颤器除颤阈值测试

TV-ICD用于SCD的一级预防和二级预防时,通常在术中要求做DFT测试,尤其是二级预防、从右侧静脉路径植入ICD的患者。通过ICD的DFT测试可以发现VF发生时感知不良或高除颤阈值的患者,并在术中及时纠正。近年来,相关指南不再推荐经左胸路径植入TV-ICD的患者常规进行DFT测试,临床研究表明,如果高压阻抗正常,术中测试的必要性不强。但是S-ICD的DFT测试研究数据有限,2015年HRS/欧洲心律学会(European Heart Rhythm Association,EHRA)/亚太心律学会(Asia Pacific Heart Rhythm Society,APHRS)/拉丁美洲心脏起搏与电生理协会(SOLAECE)《2015HRS/EHRA/APHRS/SOLAECE植入型心律转复除颤器程控及测试优化专家共识》建议,在S-ICD植入时进行DFT测试,临床中也可运用风险评分协助、指导进行这项测试,通过PRAETORIAN评分预估除颤的成功率。

一、术前评估

在植入和更换S-ICD时进行DFT测试,确认S-ICD系统可以正确感知并转复VF。既往研究发现,TV-ICD进行DFT测试主要风险事件的发生率极低(0.17% ~ 0.40%),相关死亡率为0.016% ~ 0.070%。DFT测试不良反应包括血栓事件,如肺栓塞,脑卒中,持续性、严重室性心律失常,严重的低血压及心源性休克等。

临床中出现下列情况不建议进行DFT测试,如心内血栓、未抗凝的心房颤动、主动脉瓣重度狭窄、急性冠脉综合征,以及血流动力学不稳定需要血管活性药物升高血压的患者。另外,未重建血管的严重冠心病、新近的冠脉支架植入、近期脑卒中或短暂性脑缺血发作,以及血流动力学不稳定暂时不需要血管活性药物支持的患者也需要谨慎进行DFT。因此,是否进行DFT测试应根据患者病情的危险分层进行个体化处理,术前需要评估明确诱颤和除颤过程可能发生的风险。

二、影响除颤阈值测试的因素

1. 胸骨旁筋膜与除颤线圈间的距离,脂肪层越厚DFT越高;脉冲发生器下脂肪厚度越厚也会使DFT有小幅上升。

2. S-ICD的脉冲发生器和电极的植入位置可通过在X线下观察心影是否在脉冲发生器和电极包围中。

3. 抗心律失常药物可能会影响DFT，如胺碘酮、阿托品、地尔硫䓬、维拉帕米、氟卡尼可能增高DFT，索他洛尔会降低DFT。

4. 若已植入其他起搏设备，此时需要考虑器械之间的干扰，需将起搏器输出调至最大，使用非同步起搏模式，如双腔起搏器程控为DOO模式，单腔起搏器程控为VOO模式，测试相关感知并确保有效复律。

需注意术中DFT测试时VF/VT的成功转复不能确保术后一定会转复。由于患者个体差异、服药情况和其他因素，引起DFT的变化，可能会导致术后的心律失常无法转复。

三、相关器械和术中准备工作

1. VF复律测试前，与手术团队确认体外转复方案，并进行演练。

2. 准备体外除颤仪作为S-ICD除颤失败时的备用仪器。体表心电图和体外除颤贴片的位置避开无菌手术窗口。

3. 无菌袖套包裹程控仪探头，放在脉冲发生器附近，确保遥测信号传输良好。

4. 解开或拉松患者手臂的绑带，避免损伤手臂，患者手臂与躯干的夹角可以调小，让手臂与躯干贴近且处于放松状态，并确保不会污染无菌区。

5. 同步记录从触发VT/VF事件到除颤成功的心电图和持续时间，以评估安全性（图1-10-1）。

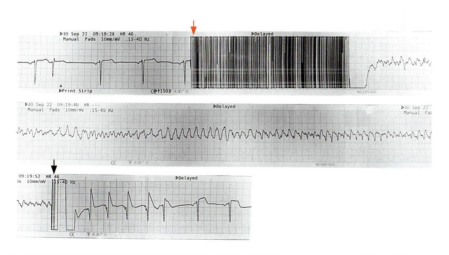

（a）DFT测试时同步记录体表心电图，图中红色箭头是诱颤（50 Hz，200 mA的诱颤）开始记录，黑色箭头是65 J除颤信号后除颤成功，后续连续4个心室起搏后出现自身心律

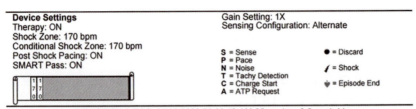

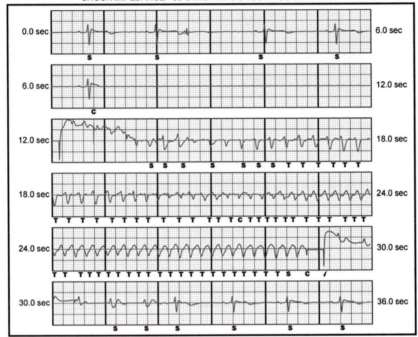

（b）DFT 测试时同步皮下心电图

图 1-10-1　体表心电图及皮下心电图

注：Therapy. 治疗；Shock Zone. 电击区；Conditional Shock Zone. 条件电击区；Post Shock Pacing. 电击后起搏；Gain Sitting. 增益设置；Sensing Configuration. 感知极性；S. 感知；P. 起搏；N. 噪声；T. 心动过速；C. 充电；DFT. 除颤阈值。

四、除颤阈值测试流程

DFT 测试流程（图 1-10-2）：通过程控仪进行诱发测试准备，查看机器电池电量，并输入患者信息；自动初始化以选择最优感知向量，获取窦性模板，设置参数：由专人负责控制体外除颤器，调至双相波 200 J 以备用。开始诱发，按住诱发按键 3～5 s，机器发放 50 Hz，200 mA 的诱颤信号，如果诱发 VF、VT 不成功，可以在患者血压稳定后再次尝试，建议延长诱发时间（最长至 10 s）；如果诱发成功，机器会自动识别 VF 并除颤，除颤后有最长 30 s VVI 模式 50 次 / 分，200 mA 的后备安全起搏。如除颤失败，体外除颤器开始充电，同时等待机器再次识别并选择 80 J 除颤，如果仍然失败，体外除颤器发放 200 J 双相波除颤。

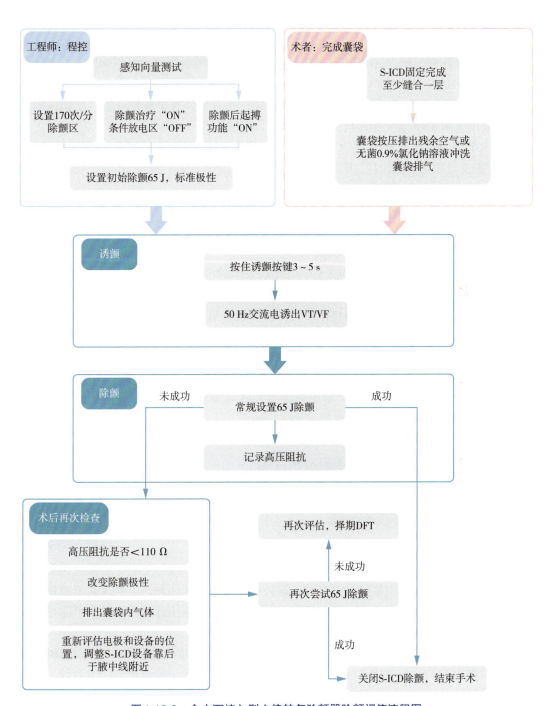

图 1-10-2 全皮下植入型心律转复除颤器除颤阈值流程图

注：S-ICD. 全皮下植入型心律转复除颤器；VT. 室性心动过速；VF. 心室颤动；DFT. 除颤阈值测试；ON. 打开；OFF. 关闭。

五、注意事项

整个诱发到除颤时间为 20～30 s，其间密切关注患者的血压、血氧饱和度、心电图等监护指标，需要注意以下 8 个细节。

1. 开始测试之前，确保设备已经固定在囊袋，所有切口至少缝合一层，在切口附近按压排气或应用无菌 0.9% 氯化钠溶液冲洗，以排出器械周围的空气。

2. S-ICD 条件放电区程控为 "OFF"，放电区设置为 170 次 / 分。

3. 除颤治疗程控为 "ON"，医师判断除颤后起搏治疗（post shock pacing，PSP）是否需要打开。

4. 标准极性（如果之前已经植入，考虑依照最近一次的设置）。

5. 使用 50 Hz 交流电诱发 VF，这可能引起胸大肌痉挛及手臂被动活动，故应注意镇静或全身麻醉患者的手臂情况，避免引起损伤。

6. 释放 "Hold to Induce" 按钮之后，评估诱发节律中的感知是否良好。S-ICD 系统使用延长检测周期的方式，出现连续的 "T" 标记时，表示正在检测快速性心律失常，电容器即将开始充电。如果节律当中的振幅变化较大，会影响感知，导致电容器充电和电击发放出现一定的延时。

7. S-ICD 的 DFT 测试可提供 10～80 J 能量的测试，第 1 次除颤常规测试转复能量通常设置为 65 J，如果除颤失败，机器会再次识别并自动提供 80 J 最大能量除颤。

8. 如果术中不进行 DFT 测试，可以考虑进行高压阻抗测试验证系统的完整性，采用手动发放一个低能量的电击（能量可以低至 10 J）测试。

六、除颤阈值测试失败的原因及解决策略

（一）除颤阈值测试失败的原因

DFT 测试失败的原因包括诱颤不成功和转复失败。

1. **诱颤失败的原因和解决策略**　诱颤测试时，若使用 50 Hz 交流电是无法诱发 VF 的，需要检查脉冲发生器与组织接触是否良好，囊袋缝合至少一层组织，并在 X 线下评估导线和设备的位置。同时注意检查术前血清电解质及围手术期的相关用药情况，均有可能导致诱颤失败，可待上述原因纠正后择期再行 DFT 测试。

2. **转复失败的原因**　包括感知不良和除颤阈值高。S-ICD 的感知振幅下限为 0.08 mV 及高通滤波设置为 3 Hz，如果 DFT 测试时出现感知不良导致未能正确识别 VT/VF 事件，应考虑调整感知向量。

（二）解决策略

DFT 测试时出现高阈值或没有足够的安全余量可导致转复失败，解决策略如下。

1. **确保导线与设备连接牢固**　扭矩扳手适当用力插入密封圈，以免损坏密封圈，取下

扭矩扳手后，通过牵拉除颤导线进行测试以判断连接是否牢固。

2. 排出机壳或电极与周围组织间的残留空气　检查并排出设备和电极周围组织的残留空气。可以用无菌生理盐水冲洗以排出空气，改善设备或电极与组织的接触情况。

3. 调整设备的位置　心脏明显扩大或肥厚的患者由于心脏转位等原因，如果发生器的位置靠前，除颤能量需求会高一些，如果发生器设备的位置靠后，除颤能量需求会降低。DFT测试失败可调整设备至最佳位置获得满意的DFT，并可在调整后再次进行诱发测试。

4. 适当的高压阻抗　S-ICD高压阻抗正常小于110 Ω，高压阻抗下降时，VF转复成功率会升高。高压阻抗较高，通常与设备或导线位置靠前、设备或电极与筋膜层之间有脂肪（多见于肥胖患者）相关。除颤电极与筋膜层之间的脂肪可引起高压阻抗升高，且比设备引起的高压阻抗升高更明显。如果高压阻抗低于25 Ω，表明系统可能存在故障。

5. 调整除颤向量极性　如导线与机器贴靠筋膜良好，X线下包裹心脏范围正常，若DFT测试失败，可反转除颤向量极性再次尝试。

6. 其他　如果手术过程中各步骤操作准确，系统位置较好，在高压阻抗不高的情况下，VF转复仍然不成功，可以考虑停止手术。如果DFT与相关药物影响有关，酌情调整后择期重新进行测试。

七、PRAETORIAN评分

目前，S-ICD推荐植入术中进行DFT测试。诱发事件和自发事件的首次除颤成功率分别高达99.0%和97.4%。有单中心的临床研究发现，术中不做DFT测试并不影响S-ICD的有效性。随着肌间植入技术的应用，可以通过PRAETORIAN评分（图1-10-3，表1-10-1）预估除颤的成功率，其分数越高除颤失败率越高。PRAETORIAN评分低于90分的患者，40 J的除颤成功率高达84%。目前正在进行的一项多中心、前瞻性、随机对照试验（PRAETORIAN DFT 研究），旨在证明S-ICD植入术中省略诱发测试的非劣效性。该研究需要进行3年随访，因此研究结果还未发布。植入S-ICD术中我们还是应该按照指南建议常规进行DFT测试。

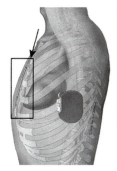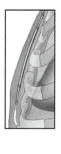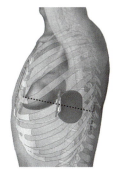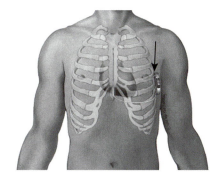

（a）评估除颤线圈宽度与线圈下皮下脂肪的厚度。图中箭头所指为局部放大　（b）评估机壳的位置　（c）评估机壳下脂肪与机壳厚度

图1-10-3　PRAETORIAN评分装置位置示意

表1-10-1　PRAETORIAN评分

步骤1：基础分数		步骤2：基础分数×倍数		步骤3：步骤2×倍数		步骤4：加、减分	
除颤线圈下方胸骨/肋骨之间的脂肪厚度与除颤线圈直径的比值		机壳相对于中线（红线）的位置		机壳与胸壁间的脂肪厚度与机壳厚度的比值		若分数≥90分	
比值≤1	30分	机壳在中线上或靠后	×1	比值<1	×1	体重指数≤25 kg/m²	-40分
1<比值≤2	60分	全部机壳在中线的前面	×2	比值≥1	×1.5	体重指数≥25 kg/m²	+0分
2<比值≤3	90分	全部机壳超过中线并>1/2机壳长度的距离	×4	PRAETORIAN总分数：分数<90分　　除颤失败低风险90≤分数<150　除颤失败中风险分钟≥150分　　除颤失败高风险			
比值>3	150分	—	—				

注：—.无内容。

（苏　蓝　徐原宁）

第十一章

全皮下植入型心律转复除颤器植入后参数的设置及优化

与TV-ICD相比，S-ICD缺乏长期起搏和ATP的功能，植入后可以程控设置的内容相对较少，但大部分参数的设定及优化原则与TV-ICD相同。

S-ICD患者在植入前必须进行体表心电图筛查，其模拟了S-ICD系统工作时的感知向量。主要通过评估R波振幅及评估R波与T波比值，从而判断该患者是否符合S-ICD植入，需要满足至少1个导联可以同时在仰卧位和站立位通过检测，否则不应植入S-ICD。本章主要介绍植入后程控过程中S-ICD相关参数设置及优化。

一、参数优化原则

与TV-ICD相同，无论是猝死一级预防还是二级预防治疗，S-ICD程控的参数设置均建议适当延长室性心律失常的诊断间期，从而提高诊断率，减少电击治疗事件。《2019HRS/EHRA/APHRS/LAHRS ICD优化程控与测试专家共识》建议，对于一级预防或二级预防患者，心动过速诊断间期的标准应设置为6～12 s或30个心动周期，从而减少总的电击治疗事件。应注意，心动过速诊断间期标准的设置应考虑患者心动过速时心室率的情况。心动过速发作时心率＞250次/分，超过2.5 s的延迟是有风险的，但有证据证明，即使心率＞250次/分，30个心动周期的诊断间期也是安全的。

另外，该共识也建议设定1个以上不同频率识别治疗分区，以减少总的电击治疗事件，同时，防止对高频率心动过速事件识别过程产生的治疗延迟。《2019HRS/EHRA/APHRS/LAHRS ICD优化程控与测试专家共识》及《全皮下植入型心律转复除颤器中国专家共识（2023）》均建议将S-ICD的电击治疗区（shock zone）设定在≥230次/分，低频率的识别区（即条件电击区，conditional zone）设定在≥200次/分。有VT发作时心电信息的患者（二级预防为主），建议以临床VT的心动过速周长（cycle length，CL）减少10～20次/分的频率作为参考，设定一个条件电击区间。另外，建议开启电击治疗后起搏功能，预防心脏复律后出现的心脏停搏。

二、治疗区间的选择：单区和双区

　　Mesquita等的一项单中心研究对54例植入S-ICD的患者进行单区设置与双区设置的疗效对比。该研究发现，相比于单区设置，双区设置（增加条件电击区）可以显著减少不恰当电击率（4.0% *vs.*16.7%，$P = 0.007$），单个电击治疗区是不恰当电击的独立危险因素（*HR* 1.49，95%*CI* 1.05 ～ 18.80，$P = 0.04$）。另一项临床注册研究（IDE 研究）对纳入的314例植入S-ICD的患者进行分组，88例患者设定单个电击治疗区，其余226例患者增加了条件电击区。对比发现，双区设置比单区设置减少了70%因室上性心动过速的不恰当电击事件（3.1% *vs.*10.2%），同时也降低了56%因过感知而导致的不恰当电击事件（6.1% *vs.*13.9%）。

　　当增加条件电击区时，S-ICD检测到心动过速事件时，对心率的绝对值、静态波形分析、动态波形分析和QRS波宽度等进行分析，并识别心动过速类型及执行相应的治疗方案，即INSIGHT™算法。当心动过速发作时的心室率处于电击治疗区的范围内时，会被识别为室性心律失常并进行电击治疗，从而保证患者的生命安全。当患者心动过速的心室率处于条件电击区的范围内时，S-ICD通过INSIGHT算法进行SVT/VT鉴别，具体逻辑和流程如图1-11-1所示。

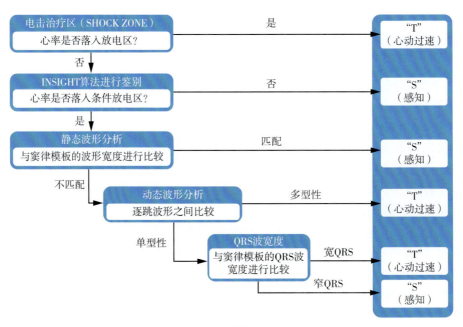

图1-11-1　INSIGHT™算法的逻辑和流程

三、感知向量

Olde等对581例植入S-ICD的患者进行为期（21±13）个月的随访后发现，S-ICD不同的感知向量与不恰当电击治疗事件相关。在该研究中，相比于次要向量和替换向量，主要向量是S-ICD不恰当电击事件的保护因素（*HR* 0.36，*P* ＜ 0.01）。

在S-ICD程控时，程控仪进行感知向量的自动选择（图1-11-2），这一过程中需要改变患者的体位，在2个不同体位下比较3个向量信号，以优化向量。在获得最佳向量后，再通过程序获得窦性模板。在感知向量选择过程中，如果至少有1个向量的评分＞100分，最高评分的向量将会被选择。其中，主要评分指标包括R波振幅和R/T（R波振幅＞0.6 mV，R/T＞3.5∶1）；如果评分＜100分，则系统默认使用主要向量，并提醒信号可能不是最佳。

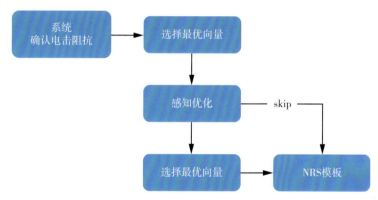

图1-11-2　感知向量的自动选择

注：NRS. 窦性心律；skip. 跳过。

在完成向量选择后，则程控系统将在已确认的向量下进行窦性心律的QRS波形态的模板采集，该过程需要最少9个心动周期或需要1 min左右完成。在模板采集的过程中，需要分析节律以确认是否存在稳定的窦性心律，如果窦性心律的形态变化较大，则该模板采集过程可能不会成功。

四、SMART Pass功能

相比于第2代S-ICD，第3代S-ICD在INSIGHT™算法的基础上增加了SMART Pass™算法，这可以有效减少过感知导致的不恰当电击事件。打开SMART Pass功能后，通过额外增加高通滤波器减少T波过感知，但不影响R波感知功能，使用该功能期间，SMART Pass功能只应用于感知通道并不会改变体表心电图。

Theuns等在2018年发表的一项纳入2000例S-ICD患者的大型临床研究发现，TV-ICD患者更易发生不恰当电击，当S-ICD SMART Pass功能开始运行后，不恰当电击的发生率为4.3%，而未开启该功能的不恰当电击率为9.7%。在UNTOUCHED研究中，第3代S-ICD的不恰当电击率为2.4%，多因素分析后发现，带有SMART Pass功能的第3代S-ICD是不恰当电击事件的保护因素［HR 0.47（0.24～0.93），$P=0.031$］。需要注意的是，开启SMART Pass功能时，需要先评估向量心电图的信号幅度是否高于0.5mV以达到运行SMART Pass功能的标准。如果信号幅度低于0.5 mV，需要评估整套系统的位置，判断是否需要重置。

五、程控中的参数设置

借助程控仪，可一键式将"Therapy"在"ON"和"OFF"之间切换。

（一）心动过速识别参数的设置

S-ICD可程控的参数明显少于TV-ICD，故心动过速大多采用双区设置，可人工程控设置2个心动过速区域，即电击治疗区和条件电击区，其设置是通过移动心率调至目标数值实现的。其中，黄色代表条件电击，200～220次/分代表条件电击区。红色代表电击治疗，而＞220次/分代表电击区（图1-11-3）。在临床实践中，需要根据患者心律失常发作和治疗情况、一级/二级预防、心功能、对心律失常的耐受情况、抗心律失常药物治疗后的基础心率等因素综合判断，设置个体化的心动过速诊断标准。一级预防的患者，设置条件电击区≥200次/分，电击区≥230次/分；二级预防的患者，设置条件电击区低于室性心律失常发作频率10～20次/分，电击区≥230次/分。

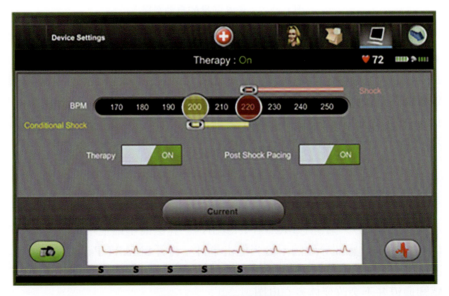

图1-11-3　参数设置界面

　　S-ICD对电击治疗区的界定仅依据于频率，一旦心率达到预设频率标准，电容器便开始充电，当充电至80 J后，如果确认仍存在心律失常，便立即发放电击。若心率落在条件电击区，S-ICD借助皮下信号的形态和宽度等参数，对事件进行鉴别诊断，在判断是否为室性心律失常后，系统将决定是否发放治疗。如果经判断符合室上性心动过速的标准，治疗将被终止。反之，则发放治疗。

　　新一代S-ICD增加了SMART Pass功能，是可程控选项（图1-11-4），能额外增加高通滤波器，减小低频信号（如T波）的振幅，同时保证高频信号（QRS波）的振幅，从而减少T波过感知。研究表明，SMART Pass功能可进一步减少误识别和不恰当电击。

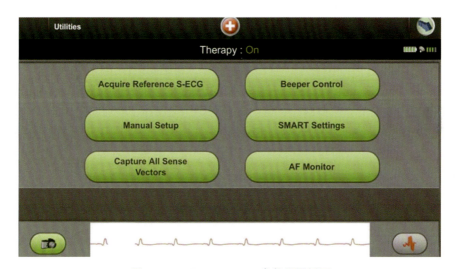

图1-11-4　SMART Pass参数设置界面

（二）心动过速治疗参数的设置

　　就除颤能量而言，每个事件最多发放5次80 J能量电击，80 J是不可程控、最大的能量。电击发放的初始极性通过自适应除颤极性算法控制。具体而言，同一事件中的连续放电治疗时，S-ICD会自动反转除颤初始极性。若治疗成功，S-ICD将记忆最后一次除颤成功时的初始极性，并将此初始极性自动设定为下一个事件首次除颤的初始极性。

（三）除颤后起搏治疗

　　除颤后起搏治疗（post shock pacing，PSP）"ON"（图1-11-3）的状态，是指在S-ICD发放电击1.5 s后，若患者无自主节律或自主心率过慢（＜50次/分），S-ICD将发放200 mA的双向起搏脉冲，频率为50次/分，时间最长可持续30 s。

（四）全皮下植入型心律转复除颤器皮下信号的采集

　　S-ICD皮下信号采集可调整感知向量和增益。感知向量通常由S-ICD自动扫描并计算最优感知向量，同时也可手动选择。如果无不恰当识别，通常不修改感知向量。但若出现不恰当识别和治疗，需重新优化选择感知向量，必要时在运动试验等状态下再次优化向量选择，确保选择的感知向量能正确地感知。S-ICD可自动调整增益，也可人为设置。

六、其他

随着计算机识别功能的发展和进步，如INSIGHT™算法、AF监测、SMART Pass功能等，目前S-ICD对于室上性心律失常和室性心律失常的识别能力较以往明显增强，不恰当电击率显著降低。与TV-ICD相比，S-ICD植入时由于不需要经过静脉系统植入导线，避免了导线相关并发症，并减少了患者生活中所受到的限制，然而，由于缺乏腔内电极导线，S-ICD无法提供长期的心脏起搏功能与ATP治疗功能。

若患者出现新发室上性心动过速或反复发作VT，需要再次进行临床评估，针对病因进行治疗方案的优化，包括药物治疗、导管消融治疗，在必要时甚至需要考虑改为TV-ICD植入，以提供起搏和ATP功能。另外，有研究表明，植入S-ICD的患者每年有1%～2%的患者可能会因心动过缓而需要起搏治疗，这类患者需要优化仪器，增加起搏功能。S-ICD无法针对心动过缓进行起搏，有研究表明，S-ICD可以与其他器械协同应用，具体详见第十四章"全皮下植入型心律转复除颤器与其他心血管植入型电子器械的兼容及一站式策略"。此外，第4代S-ICD具有EMPOWER™ Modular 起搏系统，即增加了一个具备VVIR无导线起搏器，该起搏器可在双区设置提供具8个刺激的ATP治疗，且该治疗的发放可以被手动激活或接受来自mCRM™ S-ICD的指令。

（薛玉梅）

第十二章

全皮下植入型心律转复除颤器的围手术期管理及并发症的识别和处理

一、围手术期管理

（一）围手术期抗栓药物的管理

部分S-ICD患者合并冠心病、心房颤动、金属瓣膜植入等疾病，需要长期服用抗凝血药或抗血小板药。针对非必须连续应用抗栓治疗患者，可参考经静脉CIED植入的管理办法，术后在伤口无明显血肿的情况下再恢复使用。目前，尚无新型口服抗凝血药对S-ICD血肿影响的临床试验结果。少数临床试验未发现双联抗血小板聚集药物会增加S-ICD围手术期血肿发生的风险。但S-ICD手术伤口创面较大、局部血管丰富，容易发生压迫不彻底、伤口血肿等，围手术期使用抗栓药物的患者应加强观察，及时处理血肿，减少术后并发症。

（二）抗生素的应用

S-ICD围手术期抗生素的应用参照经静脉CIED的植入要求。S-ICD植入术后通常继续使用抗生素24 h。手术时间长、感染风险大的患者，可延长抗生素的应用时间。葡萄球菌为CIED感染的常见病菌，通常选择对葡萄球菌敏感的抗生素，如第一代头孢菌素类（头孢唑啉）。对头孢菌素类过敏者可选用克林霉素。

（三）术后伤口管理

S-ICD脉冲发生器位于患者侧胸壁，局部浅静脉血管丛较为丰富，胸外侧动脉和肋间动脉分支较多，手术创面大，伤口容易出血，且由于伤口位于侧胸部，应用传统沙袋难以有效对术后囊袋加压止血，建议使用宽弹力绷带加压包扎（图1-12-1）至术后6 h，以达到有效止血的目的。丝线缝合的伤口一般于术后7～10天拆线，因脉冲发生器较大，拆线时需确认伤口已愈合，其间可在防水敷料保护下淋浴。患者术后无须绝对卧床，但适当制动可以预防伤口血肿的发生。

S-ICD植入术后伤口疼痛可能会持续3～5天，科学的镇痛能提升患者术后舒适感，尤

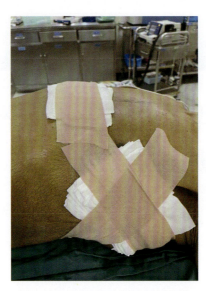

图1-12-1　术后伤口使用宽弹力绷带加压包扎

其是在手术当天晚上。国外部分中心患者可于S-ICD植入术后当天出院，术后镇痛药物给予非甾体抗炎药和阿片受体激动剂联合应用48 h。

S-ICD植入术后还需监测患者的血压、心率，完善12导联心电图，同时关注患者有无胸闷、腹痛等不适。术后24 h需完善胸部正、侧位X线检查，再次评估导线与脉冲发生器的位置是否满意。出院前需行S-ICD程控，并测试感知、阻抗参数是否满意，以优化起搏器参数。

二、围手术期并发症的识别和处理

（一）不恰当电击

一项荟萃分析发现，肥厚型心肌病、长QT间期综合征、ARVC和Brugada综合征患者的TV-ICD不恰当电击率为13%～22%，其中，80%的不恰当电击与心房颤动伴快速心室率或室上性心动过速发作有关。

关于S-ICD不恰当电击的另一项荟萃分析显示，S-ICD的不恰当电击率与TV-ICD类似，其中，S-ICD植入后第1年不恰当电击率约为8.1%，植入后5年约为18%。S-ICD不恰当电击主要与T波过感知导致T波双重计数有关。此外，肌电干扰、气体干扰、导线与胸骨切开处金属钢丝摩擦干扰、心电图变化等也是导致不恰当电击的原因。

S-ICD的感知算法和识别算法均不可程控，只能通过更改治疗区域的频率及存储的模板影响识别结果，T波过感知多在运动状态下发生。有研究发现，在T波过感知导致不恰当电击的患者中进行运动试验，并根据运动心电图重新筛选合适的识别向量，可以降低不恰当电击率。在S-ICD植入后进行运动试验并根据运动心电图选择识别向量，可以预防性减少不恰当电击事件。极少数反复T波过感知处理无效的患者需要移除S-ICD。气体干扰是S-ICD植入术后特有的一种并发症，可引起S-ICD误识别、不恰当电击事件，此时可静待气体吸收，但若反复出现不恰当电击，则需要移除S-ICD。在S-ICD植入的过程中，使用0.9%氯化钠溶液对皮下隧道和脉冲发生器囊袋进行冲洗、排气，可以有效预防气体干扰。若存在导线与胸骨切口处钢丝摩擦干扰，需重置导线。术前在X线指导下定位，S-ICD植入时避免导线过度贴靠胸骨，以减少干扰的发生。

（二）囊袋血肿

较大的手术创面、丰富的血管丛和服用抗凝血药是导致囊袋血肿的主要原因。术前合理管理抗凝血药，术中解剖分层需仔细，避免大血管损伤，使用电刀充分止血、术后合理压迫止血均是减少囊袋血肿的有效措施。张力过大的囊袋，若血肿影响局部血液供应，为降低皮肤坏死和感染的风险，需及时切开、清理血肿。

（三）感染

S-ICD植入术后感染的发生率约为3.3%，其中，69%发生于S-ICD植入后90天内，绝大多数（92.7%）发生于S-ICD植入后1年内。与TV-ICD植入术后感染不同的是，S-ICD引起的感染与全身血源性感染无关，一般不会引起导线相关并发症和菌血症。糖尿病、高龄、有经静脉器械植入史、左心室射血分数降低、血液透析患者是导致感染的危险因素。S-ICD植入术后感染的死亡率为每年0.6%。由于没有心腔内导线，S-ICD感染后的处理相对容易。有研究表明，感染风险极高的患者使用抗菌包膜覆盖的S-ICD是安全、可行的。

（四）除颤阈值增高/除颤失败

越来越多的证据表明，DFT测试是否成功与选择的除颤导联和脉冲发生器植入技术相关。使用胸部X线检查识别高DFT的患者，并为植入者提供S-ICD定位反馈是未来进行DFT测试的发展方向。有小样本研究表明，更换S-ICD后DFT测试的失败率较高，因此更换S-ICD时必须常规行DFT测试。此外，ARVC与较高除颤失败率也有关。

（五）胸腹腔损伤

S-ICD无经静脉的导线，包括脉冲发生器在内的所有部件均在胸廓外，理论上不会产生胸、腹腔的损伤。然而，也有手术过程中隧道针穿透胸腔、腹腔，造成气胸、血胸，以及ICD导线放置于腹腔等并发症的报道。因此，医师在手术操作过程中需要严格按操作流程操作，掌握人体解剖结构，一旦发现上述并发症，应及时处理。

（六）Twiddler综合征

Twiddler综合征是一种罕见的疾病，因患者对植入的脉冲发生器反复摆弄导致脉冲发生器和导线移位，甚至断裂，可以引发不恰当电击。Twiddler综合征的危险因素，包括女性、高BMI、儿科患者、老年患者、既往有心理疾病史、脉冲发生器与囊袋大小不匹配等。因此，术前识别高风险Twiddler综合征患者，使用三切口技术以降低导线移位的风险，以及严格固定脉冲发生器可以减少Twiddler综合征的发生。

（七）电风暴

电风暴通常定义为24 h内发生3次及以上VT/VF事件，且每次持续时间≥30 s、间隔时间≥5 min，多伴有血流动力学异常，故需要紧急处理。电风暴会导致全因死亡、心脏移植、急性心力衰竭等临床事件的发生率升高。有研究表明，与S-ICD相比，TV-ICD患者电风暴的发生率更高。

S-ICD频繁电击可能造成导线和脉冲发生器周围炎性细胞浸润和纤维化，导致除颤阈值升高。通过调整除颤导线的位置，如将除颤导线从胸骨左缘移至胸骨右缘、重新调整脉冲发生器的位置等方法，可有效解决电风暴后S-ICD除颤阈值升高的问题。

（蓝荣芳）

第十三章

全皮下植入型心律转复除颤器的术后随访和程控

一、术后随访

S-ICD植入术后长期、个体化随访对患者的疾病管理至关重要。一方面，植入S-ICD的患者多伴有较重的基础心脏疾病，是SCD高危患者或SCA幸存者；另一方面，S-ICD需要定期评估和优化。术后随访有助于患者获得最佳治疗效果。目前，S-ICD仅可通过诊室随访，尚不支持远程随访。

（一）随访目的

随访的主要目的是了解患者情况、评价器械状况、关注疾病变化及进行相关沟通，具体包括评估患者的整体状态、心功能及心律失常情况，优化药物治疗，评估和优化S-ICD性能和安全性，识别和校正S-ICD的并发症及故障，预测电池寿命并确定择期更换时机，记录患者及S-ICD程控参数的变化并建立数据库，对患者和家属进行宣教。

（二）随访频次

植入S-ICD的患者出院前需进行1次诊室或床旁随访，出院后的随访分为3个阶段。①早期：植入后1～3个月随访1次；②中期：依据患者临床情况，每3～6个月随访1次；③后期：当S-ICD临近电池耗竭时，应提高随访频率（如间隔1～3个月）。此外，若出现S-ICD电击等特殊情况，需紧急随访。

（三）随访内容

随访的内容包括但不限于以下内容。①病史采集：了解心功能/心律失常相关的症状，有无电击感；②体格检查：患者肺部有无啰音、下肢水肿等心力衰竭的体征，检查囊袋有无红肿、感染及电极导线和脉冲发生器有无移位；③辅助检查：包括心电图、动态心电图、超声心动图、胸部X线检查、BNP/NT-proBNP等；④S-ICD程控检查：评估S-ICD系统功能状态、电池状态、回顾器械监测到的心律失常事件、感知向量、除颤导线阻抗等。

S-ICD随访中应根据患者个体化情况优化药物治疗，尤其要注意应用治疗基础疾病的药物（如β受体阻滞剂、胺碘酮等）或疾病进展为有起搏功能需求或需要其他器械治疗，如心肌收缩力调节器、心脏再同步治疗等。

二、程控

（一）程控操作

S-ICD多在随访门诊/程控室进行程控，基本设备包括心电记录装置、程控仪、必要的抢救设备，如除颤器等。由专科医师和/或技术人员对程控仪（图1-13-1）进行操作。操作过程与普通起搏装置相同，将程控头靠近脉冲发生器读取数据，也支持无线遥测，在无遮挡情况下，遥测范围的半径＜2 m。

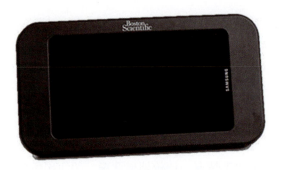

图1-13-1　程控仪

（二）程控报告的解读

S-ICD程控时需要了解电池状态、阻抗、参数设置及回顾事件，评价S-ICD能否正确识别心律失常，是否可以及时充电、电击，是否可以转复心律失常。注意关注除颤阻抗及治疗时间。

目前，国内多应用A209 S-ICD，但鉴于新一代的A219功能较A209更加全面，且程控界面及报告类似，故本章介绍A219的程控报告。图1-13-2展示了A219 S-ICD的随访汇总报告。

页眉显示此报告打印时间、软件版本。

第一栏为患者信息，包括患者姓名、上次随访时间、此次随访时间、植入日期、装置型号、序列号、电极导线型号、电极导线序列号。图1-13-2显示该患者的姓名（隐私问题，隐去）、上次随访时间2023年10月23日、此次随访时间2023年11月16日、植入日期2019年2月21日、装置型号A219、序列号未录入信息故未显示、电极导线型号3501、电极导线序列号因未录入信息故未显示。

第二栏为当下的参数设置和最初的参数设置，包括治疗（Therapy）"ON"；电击区

（Shock Zone）×××次/分；条件电击区（Conditional Shock Zone）×××次/分、电击后起搏（Post Shock Pacing）"ON"、SMART Pass "ON"、皮下心电信号的增益设置（Gain Setting）为×倍；感知极性（Sensing Configuration）为×××向量；电击极性（Shock Polarity）为标准当下的参数和最初的参数若有改变，将在末尾"Parameter changes this session"具体列出，如无改变，则为"NO"。图1-13-2显示该患者的参数设置为：治疗"ON"、电击区250次/分、条件电击区220次/分，电击后起搏"ON"、SMART Pass "ON"、增益1倍、感知极性次要（secondary）向量、电击极性标准此次参数改变为NO，即无参数改变。

第三栏显示装置状态，对"AF监测"的时程、"监测到AF的天数"（Days with measured AF）、"AF负荷"（Estimate of measured AF）进行汇总分析。图1-13-2显示，该患者2023年8月18—11月15日，共在90天监测到AF，AF负荷为91%。

第四栏为事件一览表包括自上次随访的和自植入后的事件情况，具体分为未治疗事件数（Untreated Episodes）、治疗事件数（Treated Episodes）、发放电击的次数（# of Shocks Delivered）。图1-13-2显示该患者自上次随访至此次随访，共发生0次未治疗事件、0次治疗事件、0次电击。自植入S-ICD至此次随访，共发生7次未治疗事件、9次治疗事件、发放了10次电击。

第五栏为电池状态（Battery Status）和除颤阻抗（Electrode Impedance Status）。

电池状态——显示距择期更换指征（elective replacement indicator，ERI）尚存的电池电量比例（Remaining Battery Life to ERI），图1-13-2显示的电池状态距离ERI尚有36%的电池容量。电池监测系统，每24 h进行1次电池测试，并报告电池容量百分比。一次最大能量充电（电击事件或自动电容器重整）后，电池测试会暂停14天。S-ICD自动监测电池状态，在电池临近耗竭时发出警鸣。理论上，若达到ERI，S-ICD会提供最多3个月、最多6次的最大能量充、放电治疗，需在此期间进行择期更换。一旦达到装置电池耗竭，治疗不可用，应立即更换电池。

除颤阻抗——S-ICD每周自动进行阻抗测试。如果阻抗超出正常范围，设备会在24 h内重复测试。若阻抗仍异常，设备会发出蜂鸣音。更新版本后将每4天进行1次自动导线阻抗的测试，并显示具体数值。图1-13-2显示阻抗为100 Ω。

事件存储——S-ICD可存储25个治疗事件，每个治疗事件的存储时间最长可达128 s。若为首次电击，将存储充电前44 s、电击治疗发放前最多24 s及电击治疗后12 s的皮下心电图信号。若为后续电击，将记录放电前最少6 s、放电后最多6 s的心电信号。此外，还可记录20个未治疗事件，每个事件最长记录84 s的心电信号。事件存储按照先进先出的格式，但是，第1个存储的治疗事件永远不会被覆盖。当需要额外空间时，每次会清除4个事件。也就是说，如果已经存储了25个治疗事件，后续仍有事件需要存储，则最早的4个治疗事件（除第1个治疗事件以外，最早的4个治疗事件）会被覆盖擦除。所有事件编号是唯一的，不会发生重复，且诱发的事件不会储存在设备上。

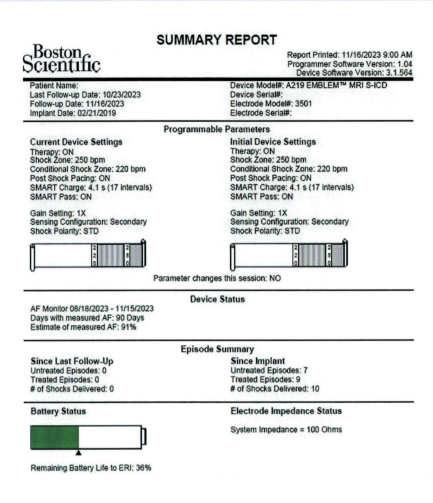

图1-13-2　A219全皮下植入型心律转复除颤器的随访汇总报告

　　事件可具体显示诊治过程的皮下心电信号图。图1-13-3展示的是S-ICD正确识别和治疗室性心律失常的皮下心电信号记录。该事件是008号治疗事件，发生于2021年9月15日，是由早搏诱发室性心律失常，皮下信号的QRS波形形态和起始向量、时限均发生改变。S-ICD识别为室性心律失常，标记为"T"，并充电。"C"充电完成后确认仍为心律失常，发放80 J的电击，成功转复心律，标记为"S"。治疗时间14 s，除颤阻抗68 Ω，电击极性为标准STD。

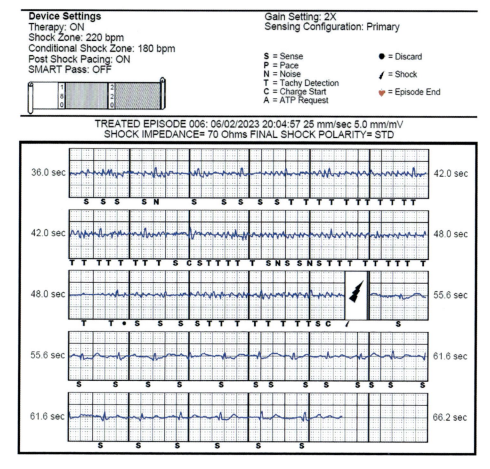

图1-13-3　事件报告：全皮下植入型心律转复除颤器正确识别并成功转复室性心律失常
注：S. 感知；T. 心动过速；C. 充电；✦. 电击；N. 噪声。

三、参数设置

关于S-ICD的常规参数设置，参见第十一章　全皮下植入型心律转复除颤器植入后参数的设置及优化。随访中可能涉及部分患者针对心动过速标准的调整（包括分区、心动过速的频率设定）和感知向量的调整。

四、故障识别与处理

S-ICD并发症和/或故障与传统经静脉装置有诸多类似，本部分着重探讨S-ICD相对特殊的故障及其处理措施。

（一）高除颤阈值/除颤不成功

高除颤阈值/除颤不成功虽然少见，但后果严重。研究表明，患者的种族、BMI、心功能状态、是否服用Ⅲ类抗心律失常药物、是否存在电解质紊乱等均会影响除颤阈值。装置下方脂肪过多、脉冲发生器位置偏前等导致PRAETORIAN评分过高是除颤阈值增高的危险因素。尽管大多数S-ICD植入术中会以65 J进行DFT测试，以保证15 J的安全范围，但随访中亦可能因病情变化、导线或脉冲发生器位移等原因导致80 J除颤不成功的情况。此时，需采取干预措施：①根据患者的血流动力学及时给予药物复律或紧急电复律；②评估并祛除电解质紊乱、药物影响、心力衰竭加重、心肌缺血等诱因；③确认装置与导线连接良好，评估PRAETORIAN评分，必要时重置装置并进行DFT测试；④若重置装置仍不能达到满意除颤阈值，则建议植入TV-ICD。

（二）治疗时间过长

心律失常发作后，S-ICD准确识别至发放治疗的时间不宜过长，通常为15～20 s。能否及时诊断和治疗，取决于心律失常的频率、振幅和S-ICD的感知。若心律失常发作时的频率低于S-ICD设定的治疗频率，则S-ICD无法有效识别和发放治疗。部分患者可能会出现血流动力学异常，此时，应及时给予药物复律/电复律，同时优化S-ICD的诊断参数。若治疗时间过长是心律失常振幅变异大引起的，同样可导致充电或除颤时间延长，此时，应考虑的处理措施如下：①使用手动设置，评估其他感知向量；②选择适宜的感知向量后再次进行DFT测试；③必要时调整S-ICD系统植入位置。

（三）脉冲发生器移位

S-ICD的脉冲发生器体积大，且放置于组织相对疏松的腋下，而S-ICD的囊袋制作要求高，可能出现囊袋过大、过松，导致脉冲发生器移位。向脉冲发生器移位，可产生肌电信号或导致感知异常。处理措施如下：①可尝试重新程控感知向量；②必要时修整囊袋位置，重置脉冲发生器。

图1-13-4是1例扩张型心肌病等待心脏移植患者为预防猝死植入S-ICD。后续，因患者心力衰竭症状加重，故植入左心辅助装置。但左心辅助装置植入术中囊袋和导线的位置被轻微地改变，导致原来的感知设置"primary"将心电信号误认为噪声"N"。经改变感知向量为"alternate"后，S-ICD可以正确感知识别心电信号为"S"。

预防措施：囊袋大小要适当。囊袋过大会导致脉冲发生器位移；囊袋过紧会增加囊袋缺血、破溃等的风险。应根据患者的BMI和皮下组织情况，尽可能将脉冲发生器植入肌间。此外，在将脉冲发生器放入囊袋前，需要在缝合孔预置不可吸收缝线，缝线进针宜偏深，以确保脉冲发生器固定在肋间肌，并进行牵拉测试，确保脉冲发生器与组织固定牢固。就电极而言，剑突切口处预置2针缝合线与皮下电极缝合袖套的缝合凹槽相对应，缝合固定，并进行牵拉试验确定固定。

（四）电极导线移位

电极导线为非中空设计，在植入时无须钢丝指引便可将其置于皮下，且其抗压能力强。然而，由于第一代电极导线的缝合袖套不是固定在电极上，曾出现电极导线移位的情况的报道。随着第二代电极导线的改进，缝合袖套固定在电极导线上，电极导线移位的发生率较前

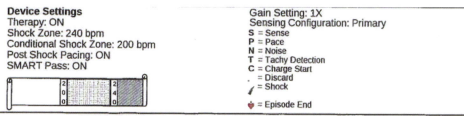

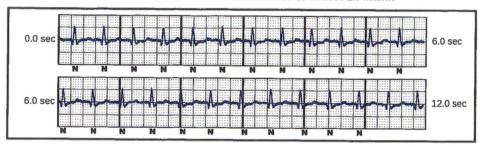

（a）感知设置为"primary"时，心电信号被误感知为噪声"N"

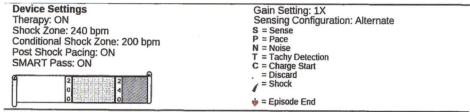

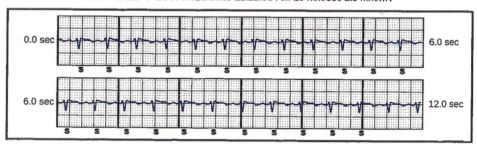

（b）调整感知向量为"alternate"后，正确识别心电信号为"S"

图1-13-4　全皮下植入型心律转复除颤器脉冲发生器位移的处理

注：S. 感知；N. 噪声。

降低。

1. 处理措施　一旦电极导线移位，可能发生误感知诱发不恰当电击，通常难以通过程控改变感知向量，故需要重置电极导线。

2. 预防措施　新一代电极导线整合了缝合袖套，缝合袖套固定在电极导线上，如此，电极导线移位的情况有所改善。如果系三切口方式，在上胸骨旁切口处同样预置不可吸收缝线，并穿过电极导线远端的缝线孔将电极导线固定在筋膜层。此外，为避免电极导线头端外露，应将电极导线深埋在筋膜层。

（五）不恰当电击

与传统TV-ICD一样，S-ICD也会发生不恰当电击。常见原因包括T波过感知、误识别室上性心动过速、误感知肌电信号等。

1. T波过感知所致不恰当电击　T波过感知是导致S-ICD不恰当电击的最常见原因。部分患者虽然术前通过了心电图筛选及成功植入了S-ICD，但不同体位、不同状态（如剧烈运动）、病情发生变化时等特定情况，由于心电信号改变，出现T波过感知。此时，由于T波被错误识别为QRS波群，导致双重计数，从而导致不恰当电击。

处理原则：①严格术前筛选；②若由运动后波形改变导致，则建议采集运动模板；③重新程控感知向量；④若仍不成功考虑重置装置甚至换用经静脉装置。

图1-13-5为SCA复苏术后二级预防猝死而植入S-ICD的患者事件皮下心电图。患者主诉在篮球比赛时无明显症状遭受电击。皮下心电图可见T波过感知，被标记为"T"，即QRS波、T波均被计数，频率达到电击发放标准，进而发放不恰当电击。诊断考虑为窦性心动过速并T波过感知所致误识别及不恰当电击。该患者的处理措施：加量β受体阻滞剂，同时，由于患者在运动时出现的不恰当电击事件，故进行运动试验，采集运动模板并更换为更佳的感知向量。

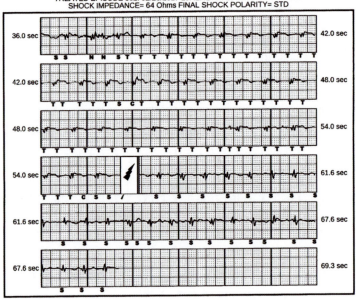

图1-13-5　S-ICD植入的患者事件皮下心电图提示，因T波过感知导致不恰当电击

注：S. 感知；T. 心动过速；C. 充电；⚡. 电击；N. 噪声。

2. 误识别室上性心动过速所致不恰当电击　与TV-ICD一样，S-ICD亦可出现误识别室上性心动过速、心房颤动等情况。图1-13-6为心房颤动被误识别为室性心律失常，图中可见规整的房扑波和不规则的QRS波，但S-ICD将部分心房信号误识别为QRS波，误诊断为室性心律失常并引起不恰当电击。目前，随着双区程控、内置算法的改进，室上性心动过速导致

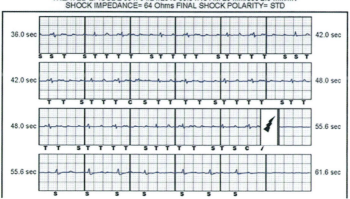

图1-13-6　心房颤动被误识别为室性心律失常的治疗

注：S.感知；T.心动过速；C.充电；⚡.电击。

的不恰当电击率较前明显降低。

若出现室上性心动过速不恰当电击，处理原则：①针对室上性心动过速的病因处理；②心率、心律药物治疗要加强控制；③若与运动相关，除限制运动量以外，还可通过运动获取运动时模板来减少不恰当电击；④更换感知向量或重置装置。

3. 误感知肌电信号　脉冲发生器/导线移位、运动时产生肌电信号均有可能导致S-ICD不恰当电击。处理原则：①年轻、运动耐量大的患者，建议进行运动试验，观察是否有肌电干扰，并采集运动过程中的模板；②尝试改变感知向量；③若不成功，需重置装置。

（六）电风暴

24 h内发生3次及3次以上互不相连的S-ICD治疗事件定义为S-ICD电风暴。电风暴是危急症，需尽快针对病因治疗，并给予镇静、抗焦虑、抗心律失常药物。对于药物难以控制者，有经验的医疗机构可考虑急诊行导管消融术。

若发生频繁不恰当电击，必要时可用磁铁临时抑制S-ICD的治疗。将磁铁放置在脉冲发生器之上，约1 s后会发出与R波同步的蜂鸣音，此时设备的心律失常监测和电击治疗功能被抑制。如果磁铁持续放置在正确位置，蜂鸣音可以持续60 s，60 s后蜂鸣音停止，电击治疗功能和监测暂时停止，直到磁铁移开。需要注意的是，磁铁只能暂时抑制装置监测和电击治疗功能，无法关闭治疗，磁铁移开后，患者应争取时间尽快就诊。

（七）脉冲发生器电池提前耗竭

S-ICD植入后发生脉冲发生器电池提前耗竭与频繁治疗、电风暴，以及脉冲发生器本身有关，因此须定期程控随访。通常在S-ICD植入术后第1个月、第3个月、第6个月及之后每年均应定期随访，以便及时发现电池异常耗损。

（八）其他

器械硬件/软件故障或缺陷导致的召回等。

（牛红霞）

## 第十四章

全皮下植入型心律转复除颤器与其他心血管植入型电子器械的兼容及一站式植入策略

  S-ICD不直接接触心脏及血管，避免了静脉通路相关的并发症。诸多临床研究已充分证实，S-ICD具有有效性及安全性，被越来越多地应用于临床。但在临床实际中，存在心动过缓起搏、改善心功能等需要联合植入其他心血管植入型电子器械的特殊案例。本章阐述S-ICD与其他心血管植入型电子器械的兼容性问题及一站式植入策略。

一、全皮下植入型心律转复除颤器与心脏起搏器

  S-ICD与心脏起搏器联合植入适用于同时符合心动过缓起搏适应证和SCD一级/二级预防ICD植入适应证，但有CIED感染史或因静脉通路异常无法经静脉植入ICD导线的患者，如锁骨下静脉闭塞、永存左上腔、大动脉转位心房修复术后等。

  对于有CIED感染史的患者，可行S-ICD与无导线起搏器一站式植入。Mondésert等首次报道了此类病例，证实了S-ICD与无导线起搏器联合植入实现起搏和ICD功能的可行性（图1-14-1）。Jit Beng Ng等为1例计划行左上肢动静脉造瘘、右锁骨下静脉闭塞的终末期肾衰竭合并三度房室传导阻滞伴ICD二级预防指征的患者植入S-ICD和无导线起搏器。S-ICD与无导线起搏器同时植入相对于分次植入的感染风险更低。静脉通路异常而无法经静脉植入ICD导线的患者可行S-ICD和心外膜起搏植入。另外，使用无导线起搏器、心内膜WiSE-CRT系统和S-ICD（图1-14-2），可以实现完全无导线心脏再同步和除颤功能。

  此类联合手术需要关注3个方面：①为确保S-ICD正确感知体表心电信号，避免误感知和不恰当电击的发生，术中需进行全面的感知测试，包括自身心律、高低输出及不同频率起搏心律进行主要向量、次要向量、替换向量共3个向量测试，若感知不理想，则需调整无导线起搏器或心外膜起搏的植入部位。②当起搏图形不同时，做S-ICD 3个向量体表心电图筛查（图1-14-3、图1-14-4）。③术后S-ICD开启SMART Pass功能并行运动试验指导向量选择；行运动试验时，先暂时关闭S-ICD治疗。④常规程控为双极起搏模式，避免单极起搏导致的

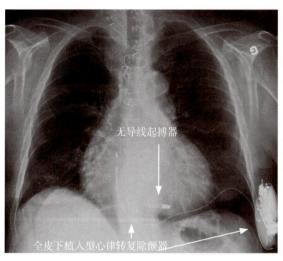
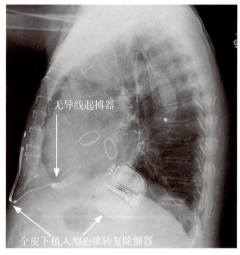

（a）正位　　　　　　　　　　　　　　　　　　（b）侧位

图 1-14-1　全皮下植入型心律转复除颤器与无导线起搏器联合植入

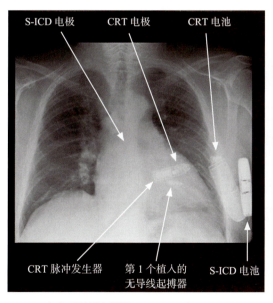
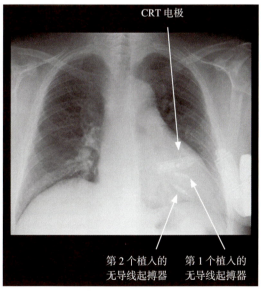

（a）无导线起搏器 WiSE-CRT 和 S-ICD　　　　　（b）在（a）的基础上植入第 2 个无导线起搏器

图 1-14-2　无导线起搏器、WiSE-CRT、全皮下植入型心律转复除颤器联合植入

注：S-ICD. 全皮下植入型心律转复除颤器；CRT. 心脏再同步化治疗。

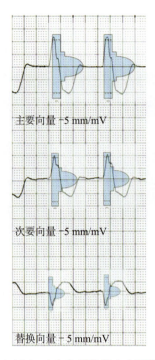

图1-14-3　3个向量体表心电图筛查

注：右心室起搏时3个向量心电图筛查，未能通过。

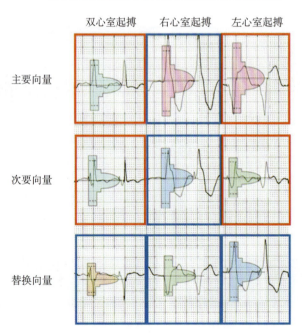

图1-14-4　双心室、单右心室、单左心室起搏时3个向量体表心电筛查

注：每种起搏类型的左胸骨旁区域全皮下植入型心律转复除颤器导线筛查的合格与不合格情况，外框为红色表示筛查合格，外框为蓝色者表示筛查不合格。

S-ICD双重计数。

　　临床实际中，当存在S-ICD植入后因病情进展而出现心动过缓起搏器植入适应证时，同样强调进行自身心律及起搏心律时的体表心电图筛查，以确保S-ICD能有效识别及治疗。

二、全皮下植入型心律转复除颤器与心肌收缩力调节器

　　S-ICD联合心肌收缩力调节器（cardiac contractility modulation，CCM）植入适用于射血分数降低、窄QRS波伴SCD风险的心力衰竭患者，以减少患者体内导线数量及避免导线相关并发症。S-ICD与CCM的联合应用尤其适用于晚期心力衰竭的年轻患者或有导线相关并发症者，对血液透析患者或等待心脏移植的患者也有益。Röger等为20例射血分数下降型心力衰竭患者成功植入S-ICD和CCM（图1-14-5），平均随访34.4个月，术后NYHA心功能分级、明尼苏达州心力衰竭生活问卷得分及LVEF均得到明显改善；3例患者经历了6次持续性VT，均成功获得首次ICD电击治疗，这证实其在长期随访中的安全性和有效性。Trolese等首次报道了S-ICD与CCM联合植入后，通过程控调整CCM输出解决了脉冲干扰和T波误感知的问题；当CCM输出在7.5 V时，S-ICD将刺激脉冲识别为N（即噪声），降低CCM输出至4.5 V后，S-ICD正确识别为S（即QRS波），并将CCM每天治疗时间从8 h增加至10 h，从而确保CCM治疗效果。

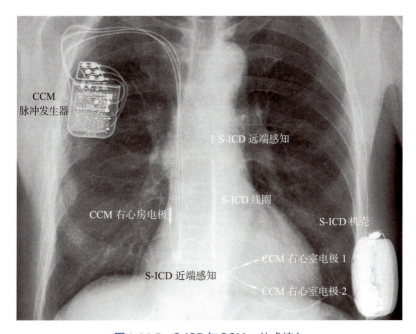

图1-14-5　S-ICD与CCM一站式植入

注：S-ICD. 全皮下植入型心律转复除颤器；CCM. 心肌收缩力调节器。

　　S-ICD与CCM联合植入的建议：①术中进行交叉感知测试，包括S-ICD对CCM高低输出脉冲发放的识别，以避免重复计数或过感知；②CCM高电压脉冲可能会在QRS波上形成

切迹，影响S-ICD系统的识别，可通过缩短CCM输出或延长刺激发放间隔时间解决，同时关注CCM的效果，必要时增加CCM每天治疗时间；③S-ICD植入术后常规行DFT测试，一般在CCM调整参数后无须再次行DFT测试。

三、全皮下植入型心律转复除颤器与左心室辅助装置

左心室辅助装置（left ventricular assisted device，LVAD）越来越多应用于晚期心力衰竭患者，许多患者已经或将要植入ICD。S-ICD通过体表获得心电感知信号，而LVAD易于导致电磁干扰（electro-magnetic interference，EMI），这对LVAD植入之后两者兼容性提出挑战。

Black-Maier等对588例2009—2019年接受LVAD的患者进行回顾性队列研究发现，4例植入S-ICD的患者出现EMI，2例出现不恰当电击。另外8项研究共27例患者中，有7例患者出现EMI；尤其型号为HeartWareVR或HeartMate 3™的LVAD在工作时会出现EMI和QRS波感知低，从而导致S-ICD无法正常工作。型号为Jarvik 2000VR和HeartMate Ⅱ™的LVAD似乎与S-ICD性能兼容较好，尽管植入HeartMate-Ⅱ™后描述的心电图变化可能会影响S-ICD感知。因此，在进一步证明S-ICD与LVAD联合植入的安全性和有效性之前，应避免在LVAD植入候选患者中植入S-ICD；如果已植入S-ICD的患者需要植入LVAD，则应暂时停用除颤器，并重新评估向量。

S-ICD与LVAD联合植入的建议：①已植入LVAD的患者，不建议植入S-ICD；②已植入S-ICD患者，在植入LVAD后通常建议暂时停用S-ICD；③若需要启用S-ICD，重新进行主要向量、次要向量、替换向量共3个向量测试，EMI常见于主要向量和次要向量，选择替换向量在部分患者中有效。期待S-ICD检测和算法的更新，以解决目前与LVAD兼容性问题。

综上所述，从技术角度来看，S-ICD与CIED（如无导线起搏器、CCM）联合使用是安全的。S-ICD与CIED植入术中应进行交叉感知测试，术后若患者活动耐量允许，则应进行运动试验测试感知，尽量避免植入其他设备引发S-ICD误感知及不恰当电击；联合植入术后需不断优化2个设备的参数，将干扰降至最低，使2个设备正常安全工作。目前不建议将S-ICD应用于LVAD植入患者。

目前，S-ICD与其他心脏电子装置的联合植入经验均来自临床个案，期待将来开展临床随机对照试验，以评估S-ICD与其他CIED联合治疗的长期安全性和有效性。未来器械技术的研发，有望将S-ICD与无导线起搏相结合、CRT功能与S-ICD相结合、ICD与CCM相结合，在减少静脉导线数量的同时简化植入流程，从而为患者带来更大的获益。

（何　浪）

第十五章

全皮下植入型心律转复除颤器患者生活方式管理及危险因素控制

与其他ICD一样，S-ICD能及时终止室性心律失常，降低猝死率，但并不能降低室性心律失常的发生率。对S-ICD植入患者进行生活方式管理的主要目的之一是减少室性心律失常的发作、防止猝死的发生。虽然，S-ICD避免了导线相关并发症，但与S-ICD植入相关不恰当电击的发生风险仍然存在，故应控制相关危险因素。本章结合临床实践及最新的文献报道，阐述S-ICD植入患者的危险因素管理。

一、猝死危险因素的管理

（一）血压、血糖、血脂的管理

高血压、糖尿病、血脂异常是SCD发生的危险因素。因此，已经有高血压/糖尿病的患者，除需要进行相应的膳食管理等生活方式的管理外，还需监测血压、血糖及血脂，并按照医师的指导服用药物。无高血压、糖尿病、血脂异常的患者，也应定期监测相应指标，及早预防。

（二）动脉粥样硬化、冠心病的管理

动脉粥样硬化、冠心病既是SCD的危险因素，也是S-ICD植入患者常见的伴随疾病，需要按照原发病的治疗指南进行相应的管理。

（三）低氧血症

许多植入S-ICD的患者合并心力衰竭、阻塞性睡眠呼吸暂停低通气综合征、慢性阻塞性肺疾病等，容易出现低氧血症，应遵医嘱吸氧或佩戴呼吸机等。

（四）电解质紊乱

电解质紊乱，尤其低钾血症是引起室性心律失常的重要危险因素。利尿剂的使用、尿量的改变或腹泻容易引起电解质紊乱。患者在生活中应注意饮食卫生，避免腹泻。如果出现腹

泻，应及时前往医院就诊，完善电解质相关检查，根据医师的建议做好相应预防措施。长期使用利尿剂的患者应定期复查电解质。此外，还需监测尿量的变化，尿量突然增多或减少都应及时前往医院就诊。

（五）生活方式指导

戒烟、戒酒，避免饱餐、饥饿，避免用力排便。保持良好乐观的情绪，尽量避免心理应激状态。保持囊袋及切口处干燥，偶有刺痛是正常的。一旦发现切口或囊袋处出现红肿、破溃、流液等需及时就诊。植入 S-ICD 是为了让患者尽量回归正常的生活、工作中，因此，植入 S-ICD 的患者可以进行日常的工作和运动，但应避免过度劳累、剧烈运动（包括竞技性运动）及熬夜等。要避免剧烈运动，尤其是竞技类运动，因其不仅会引起心理应激，还可能损坏囊袋、脉冲发生器。

二、不恰当电击相关危险因素的管理

（一）室上性心动过速的管理

EFFORTLESS 研究发现，心房颤动是 S-ICD 不恰当电击的一个主要危险因素。因此，在 S-ICD 植入后应加强对心房颤动的筛查并及时给予治疗。除定期复查外，当患者出现心悸症状时，应及时就诊。通过一些可穿戴的电子设备，如可监测心率的手表等自我监测心率，一旦发现心率异常，及时与主管医师联系并进行相关处理。

（二）避免电磁干扰

电磁会干扰 S-ICD 感知，导致不恰当电击，因此，植入 S-ICD 的患者应注意远离电磁场。日常生活中的家用电磁源较少干扰到 S-ICD 感知，但应远离发电机组、微波发射装置等强电磁场。此外，常见的电磁干扰主要为医源性电磁干扰，如电外科手术器械、LVAD、MRI。因此，患者在就医或手术前，一定告知医师 S-ICD 植入史。如果需要接触电磁场，应对 S-ICD 做相应程控设置。

三、及时识别缓慢性心律失常

S-ICD 不具有起搏功能，虽然 S-ICD 植入患者术前做过详细排查，排除了有起搏需求的患者，但随着患者年龄、病情等的变化，个别患者可能也会出现心动过缓，甚至需要植入心脏起搏器。既往的临床研究发现，植入心脏起搏器的比例为 1% ～ 2%。由于原发病的治疗需要，植入 S-ICD 的患者通常因服用 β 受体阻滞剂、胺碘酮等药物导致心率减慢。因此，在日常生活中应注意监测心率，如果心率减慢至安全范围以下或出现症状，应及时就诊，在医师指导下，调整药物治疗方案或做进一步处理。

（范力宏）

第十六章

全皮下植入型心律转复除颤器患者的磁共振成像检查和远程随访

一、全皮下植入型心律转复除颤器患者的磁共振成像检查

MRI是利用氢原子核的电磁特性，通过多个维度磁场触发原子核共振并收集信号进行人体成像的医学影像技术。相较于CT，MRI的优势是软组织分辨能力高、没有电离辐射；劣势是患者体内不能有磁性金属，部分植入了CIED的患者无法接受MRI检查。

（一）MRI检查需求

MRI给现代影像诊断打开了一扇"方便之门"，其在神经科、骨科、整形科、肿瘤科等专科已被广泛应用，CMR可以"一站式"从心脏形态、功能、心肌灌注或活性、血管成像等方面完整显示心脏的变化，同时因其具有高可靠性及高空间和时间分辨率，已成为快速发展的MRI检查项目。CMR可显示室壁心肌内脂肪浸润，有助心肌病的定型诊断；CMR既有助于评估器质性心脏病VT起源（心内膜、心外膜或心肌中层），也有助于确定消融手术策略、术前确定消融时的关键峡部、缩短手术时间及减少并发症。

随着MRI在临床中的普及，越来越多CIED患者需要进行MRI检查。美国研究资料显示，CIED患者年龄越大，MRI检查的需求越高。86%起搏器植入患者年龄＞65岁，且罹患多个需要行MRI检查的疾病（脑卒中、前列腺癌、骨关节炎、结直肠癌等）。国内研究资料显示，在年龄＞65岁的CIED患者中，33.8%的患者有MRI检查的需求。

（二）MRI磁场对起搏系统的影响

MRI利用3个强大的电磁场（射频场、梯度磁场、主磁场）形成图像，产生静电噪声区、梯度区及无线电频区，起搏器患者单独在每一个区域或重叠区域都有潜在损坏的可能。主磁场（静电磁场）可能使机壳和导线产生移位、变形；磁力影响导致过感知、抑制起搏；梯度磁场和交变磁场可能导致异常电刺激发放，诱发心律失常；射频磁场（交变磁场）使导线上电流通过，可能引起导线头温度升高，致使阈值升高，甚至心肌穿孔。

（三）心血管植入型电子器械植入患者MRI检查的相关临床实践及指南推荐

2007年，AHA发布了CIED患者行MRI检查的指导原则，即必须仔细评估MRI检查对患者的风险/获益比，非兼容MRI的CIED是MRI检查为相对禁忌证。

2017年于《新英格兰杂志》（*The New England Journal of Medicine*）发表的MagnaSafe注册研究结果发现，植入非MRI兼容的起搏器或ICD患者，只要遵守特定的医疗安全法则，在1.5 T的磁场强度下行非胸部MRI是安全的。

2017年，HRS的CIED患者磁共振扫描科学声明指出，植入兼容MRI的CIED或不兼容MRI的CIED患者在一定的限制条件下，是可以安全进行MRI检查的。

《2021ESC心脏起搏及心脏再同步化治疗指南》指出，兼容MRI的CIED可以安全进行MRI检查；没有废弃、断裂、破损电极或导线适配器等不兼容MRI的CIED患者可以接受MRI检查。

（四）全皮下植入型心律转复除颤器植入患者的MRI检查

为解决经静脉除颤电极导线相关风险，S-ICD应运而生。S-ICD技术有近20年的临床研究、使用的经验，全球S-ICD植入病例已超过10万例，相关临床研究涵盖的患者已超过1.2万例。有研究发现，S-ICD患者可以安全进行MRI检查。

目前，国内使用的S-ICD主流脉冲发生器型号为A209，导线3501，可以兼容MRI，其具有下列特点：兼容1.5 T MRI；磁共振保护定时自动退出功能；无排除区；MRI检查期间没有时间限制；无患者限制；程控界面简单；用于临床文档的专用MRI报告，MRI成像模式可在远程随访系统（LATITUDE）上查看；S-ICD脉冲发生器及电极导线均有兼容MRI的标签。

截至2024年4月30日，国内S-ICD植入的病例数为1200例，患者进行MRI检查的经验仍欠缺。根据专家共识及制造商建议，参考其他CIED设备在MRI检查时的准备工作，如果S-ICD患者需要做MRI检查，应在心内科专家、影像学专家及厂家技术人员共同合作下完成。S-ICD植入患者在MRI检查前、后，心内科及影像科的注意事项如下。

1. MRI检查前、后的心内科注意事项

（1）确保患者植入了MRI兼容装置（包含脉冲发生器及电极导线）。

（2）无其他工作中或废弃的植入装置、组件及附件，如导线适配器、延长线、导线、脉冲发生器，以及其他可能受磁场影响的植入耗材。

（3）脉冲发生器在扫描时处于MRI保护模式（图1-16-1）。打印MRI保护模式的设置报告，放置在患者文档内，并交给影像科人员；如果使用了自动退出（Time-out）功能（图1-16-2），则报告会显示脉冲发生器退出MRI模式的准确日期和时间。

（4）MRI保护模式一旦被程控，患者必须进行脉搏血氧仪和心电图的持续监测，同时确保可以提供后备的治疗（体外急救设备）。

（5）当脉冲发生器处于MRI保护模式时，患者被认为可以耐受没有除颤装置的保护。

（6）脉冲发生器应植入患者左侧腋下。

（7）植入手术和/或任何导线重置或对MRI兼容除颤系统行外科校正手术，至少6周后才能接受MRI。

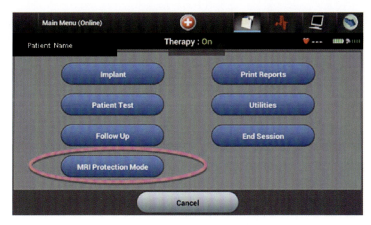

图1-16-1　MRI保护模式界面

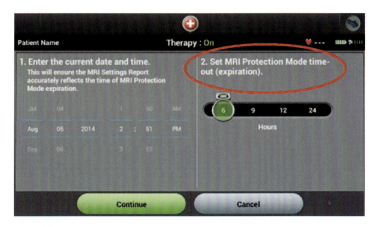

图1-16-2　自动退出功能界面

（8）没有证据显示，导线断裂或存在脉冲发生器–导线完整性受损。

2. MRI检查前、后的影像科注意事项

（1）MRI磁场强度：1.5 T；射频（RF）：约64 MHz；最大空间梯度：30 T/m（3000 G/cm）；MRI设备规格：仅可使用水平位，质子^{1}H，桶状闭合型扫描仪。

（2）比吸收率（SAR）限制：全身平均值≤2.0 W/kg，头部≤3.2 W/kg。

（3）梯度场限制：每个轴向的特定梯度切换率：≤200 T/（m·s）。

（4）起搏系统上方不可放置发射线圈或收发线圈，仅接收线圈不受限制。

（5）患者仅可处于仰卧位或俯卧位。

（6）MRI扫描过程中，患者必须处于脉搏血氧仪和/或心电图监测之下。

3. MRI检查结束后，程控S-ICD退出MRI保护模式。MRI保护模式可以通过"Time-out"功能自动退出，也可以手动退出。退出MRI保护模式后，系统完整性可以通过评估蜂鸣器和/或实时皮下心电图（S-ECG）进行检查。退出MRI保护模式后，所有参数立即恢复到MRI前，但以下情况除外：蜂鸣器在退出MRI保护模式后将保持禁用状态，用户可以手动重新启用蜂鸣器。接触强磁场可能导致蜂鸣器音量永久丧失，如果患者听不到蜂鸣器的声音，建议患者每3个月随访1次，无论是Latitude远程随访，还是前往医院检测设备性能。

如有必要，可使用程控仪询问装置并通过实时S-ECG评估感知向量，与检查前对比，并按需调整相关参数。

二、远程随访

远程随访包括远程询问和远程监测。①通过网络了解院外CIED患者器械装置的参数、工作状态及临床事件，从而缓解诊室随访压力、提高患者随访依从性和满意度；②能够优化器械监测与管理，及时发现各种异常、减少不恰当电击；③有助于心房颤动、心力衰竭、离子通道病等疾病全面管理；④降低CIED患者住院率及死亡率。远程随访具有明显的社会经济效益，近年来得到国内外CIED随访专家共识的积极推荐。远程随访系统在欧美已得到广泛应用，国内现阶段逐渐开始应用。不同公司的远程随访系统的工作模式大致相似，即远程传输装置收集CIED患者相关数据信息后，通过网络上传至相应服务器，服务器工作人员分析信息，将其划分为异常、警示及正常等不同类型，医师对划分为异常及警示情况，联系患者就医，调整器械参数、改变治疗方案、提醒及时更换装置等；若划分为正常，患者通过手机或网站获取正常反馈信息（图1-16-3）。

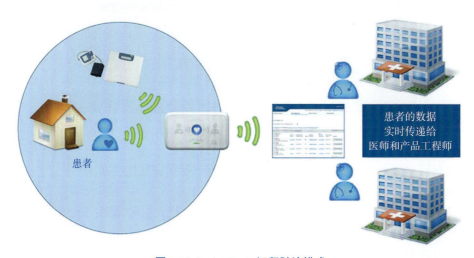

图1-16-3　Latitude远程随访模式

S-ICD与TV-ICD的远程随访方式相同，可以预约或自行触发远程随访的信息采集及传输，随访专员及医师通过上传网站的信息了解S-ICD的工作参数、电量、电击事件，及时发现各种异常、减少不恰当电击，使患者管理更方便、更快捷、更高效。

目前，Latitude远程随访系统还未在国内投入使用，S-ICD植入患者的随访还需要依赖诊室随访。相信随着S-ICD临床应用病例的增多、远程随访系统在国内应用普及，S-ICD植入患者一定能从中获益，并改善其预后。

（韩宏伟）

第二部分　临床经典病例

病例 1

心肌梗死血运重建后心脏性猝死一级预防患者植入全皮下植入型心律转复除颤器一例

【病史摘要】

患者，男性，68岁。2021年6月因"活动后胸闷、气促1月余"于外院就诊。胸部CT提示，冠状动脉弥漫性硬化并三支病变。给予降脂、抗血小板等药物治疗后，患者自诉症状缓解。2021年7月以"冠心病"入院治疗。入院检查：NT-proBNP为1935 pg/ml。心电图显示，窦性心律，Ⅱ、Ⅲ、aVF导联可见Q波。超声心动图显示，左心室下壁、后壁、侧壁中上段变薄，运动基本消失；二尖瓣中重度反流；左心室收缩功能降低（LVEF为29%）。入院诊断：冠心病，缺血性心肌病，二尖瓣关闭不全（中至重度），NYHA心功能分级为Ⅲ级。

【诊疗过程】

2021年8月3日，行冠状动脉造影发现，左前降支、左回旋支、右冠状动脉存在不同程度（60%～99%）的狭窄，行回旋支经皮冠状动脉介入治疗（percutaneous coronary intervention，PCI），植入2枚支架，给予指南指导药物治疗（guideline-directed medical therapy，GDMT）。

2021年11月5日（血运重建3个月后），复查超声心动图显示，左心室下壁、后壁、侧壁中上段变薄，运动基本消失（无明显改善）；二尖瓣中重度反流；LVEF为31%。患者血运重建联合GDMT后LVEF≤35%，有SCD风险，符合ICD一级预防植入适应证。

2021年11月8日，行S-ICD植入术（手术过程略）；患者术后恢复良好。

2022年3月31日，患者因放电回访，主诉放电前胸闷、心悸，无晕倒。经程控，确认患者分别于2022年2月20日、2022年3月7日，各发作1次持续性VT（约240次/分），S-ICD正确识别后，各实施1次80 J放电治疗（图2-1-1、图2-1-2）。患者主诉放电治疗前正在爬楼梯，放电治疗后无其他不适，故首次放电治疗后未主动回访。事件记录显示，VT发作前心率较快，心肌缺血加剧，进而引发恶性心律失常。检查机器参数无异常，电池电量为96%。调整患者的用药方案，以减慢心率、改善心肌缺血，后续随访未再出现放电。

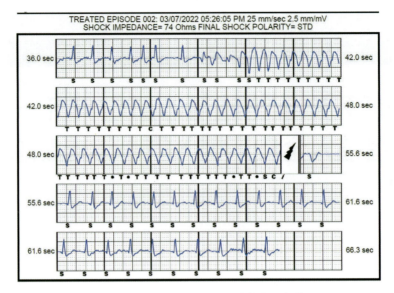

图2-1-1　2022年2月20日放电治疗事件

注：S. 感知；T. 心动过速；C. 充电；🗲.电击。

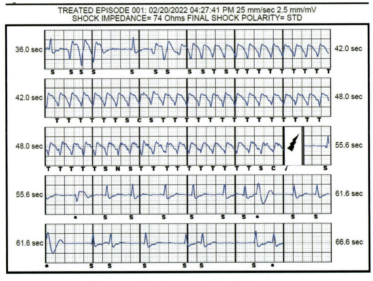

图2-1-2　2022年3月7日放电治疗事件

注：S. 感知；T. 心动过速；C. 充电；N. 噪声；🗲.电击。

【讨论】

缺血性心脏病是导致SCD最常见的器质性心脏病。2014年11月一项对2804例STEMI患者行直接PCI后随访4.7年的研究显示，在住院和随访期间，共有717例死亡病例，死亡原因前3位分别为心脏性休克、肿瘤和SCD。出院后，SCD导致的死亡率为15.5%，超过其他心脏性死亡的总和，是心肌再梗死的2.47倍。冠状动脉介入医师通常关注患者出院后心肌再梗死的情况，对猝死的关注较少，但实际上猝死的发生风险可能比其他风险更高。

根据冠心病血运重建后SCD预防（effective practice of cardiology intervention，EPCI）项目的推荐流程（图2-1-3），如果PCI患者在住院期间LVEF≤35%，应在血运重建90天后复查LVEF。如果复查结果显示LVEF仍≤35%，说明患者猝死的风险高，应考虑植入ICD。该例患者为经典PCI后LVEF降低的SCD高危人群，按照规范流程随访并植入S-ICD，植入后因VT正确放电治疗2次，印证了血运重建后猝死防治的必要性。

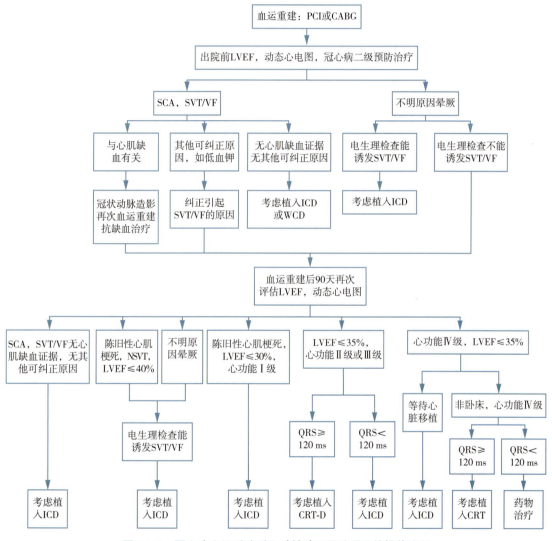

图2-1-3　冠心病血运重建后心脏性猝死预防项目的推荐流程

注：PCI. 经皮冠状动脉介入治疗；CABG. 冠状动脉旁移植术；LVEF. 左心室射血分数；SCA. 心搏骤停；SVT. 室上性心动过速；VF. 心室颤动；NSVT. 非持续性室性心动过速；CRT. 心脏再同步化治疗；CRT-D. 心脏再同步化治疗心律转复除颤器；WCD. 可穿戴式心律转复除颤器。

（陈样新　麦憬霆）

病例2

全皮下植入型心律转复除颤器除颤阈值测试长发放电击治疗时间一例

【病史摘要】

　　患者，男性，52岁。2022年4月21日，因"反复活动后胸闷、胸痛3年加重3个月"入院。入院检查：BMI为23 kg/m²；LVEF为29.12%（Simpson法）；24 h动态心电图显示，平均心率为65次/分，频发PVB；心电图显示，QRS时限108 ms（图2-2-1）。入院诊断：冠心病，冠状动脉支架植入后状态，陈旧性前壁心肌梗死，慢性心力衰竭（急性失代偿期），频发性PVB，不完全性右束支传导阻滞。综上所述，患者为SCD高危人群。

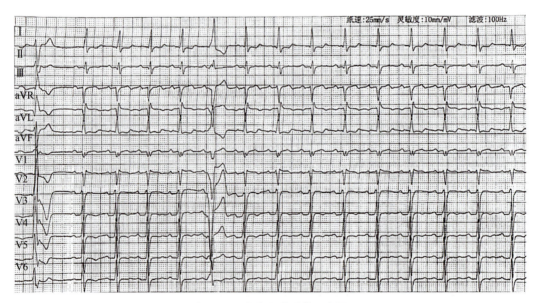

图2-2-1　患者入院时的心电图

【诊疗过程】

2022年4月26日，患者术前筛选通过主要和次要2个向量，行S-ICD植入术。术中机器初始化自动选择主要感知向量，获取窦性模板，DFT参数设置：单区设置，电击区频率170次/分，打开除颤后起搏功能。本次DFT（图2-2-2）诱发时间为6 s，发放电击治疗时间（time to therapy，TTT）为26 s，65 J能量一次转复成功，除颤阻抗为66 Ω。术后优化机器自动选择次要感知向量。术后正位/左侧位X线片见图2-2-3。

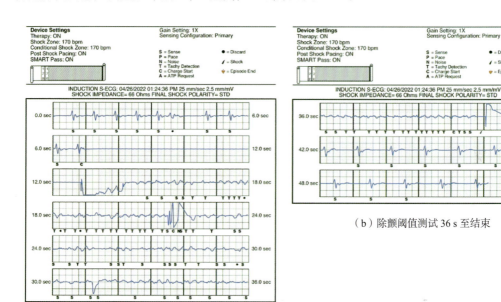

（a）除颤阈值测试 0 ～ 36 s

（b）除颤阈值测试 36 s 至结束

图2-2-2　除颤阈值测试报告

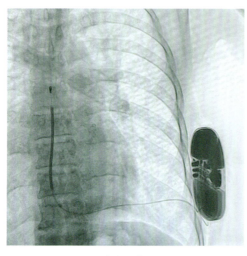

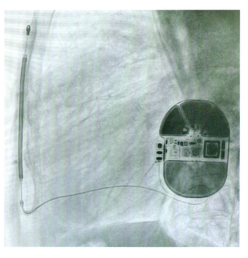

（a）正位　　　　　　　　　　　　　　　　　　（b）左侧位

图2-2-3　术后胸部X线片

【讨论】

S-ICD 与 TV-ICD 充电时间概念不同，S-ICD 的 TTT 是从事件识别至治疗发放的时间。对于诱发事件，TTT 为诱颤结束后 2 s 开始至首次电击的时间；对于自发事件，TTT 为事件开始至首次电击的时间。既往临床研究及器械说明书显示，S-ICD 提供 80 J 的放电能量，需要 8 ~ 10 s 的充电时间，大多数 TTT 为 15 ~ 21 s。EFFORTLESS 研究显示，术中 DFT 首次电击的平均 TTT 为（15.1±3.5）s；PAS 研究显示，术中 DFT 首次电击的平均 TTT 为（16.3±3.1）s；IDE 和 EFFORTLESS 研究显示，自发 VT/VF 的平均 TTT 为（19.2±5.3）s。根据 2019 年 HRS 专家建议的现代程控方案中的 TV-ICD 程控参数，VF 区的持续时间为 5 s，如果发作 VF，TV-ICD 的 TTT 超过 18 s。此外，S-ICD 具有"Smart Charge"功能，在未治疗事件后每次会延长 3 个间期，约为 1 s，最多 5 次，也可手动清零，保证治疗的安全性和有效性（图 2-2-4）。

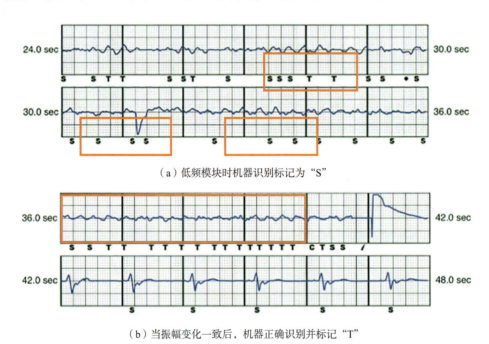

（a）低频模块时机器识别标记为"S"

（b）当振幅变化一致后，机器正确识别并标记"T"

图 2-2-4　波形振幅变化，导致 S-ICD 感知算法模块在低频与高频之间互相转换

注：红框代表感知转换的过程；S. 感知；T. 心动过速；C. 充电。

查看本病例患者 DFT 测试报告，可见波形振幅变化大，导致 S-ICD 感知算法模块在低频与高频之间互相转换，低频模块时机器识别标记为"S"（感知），这可能是造成 TTT 延长的原因之一。当振幅变化一致后，机器正确识别并标记"T"（心动过速），成功转复。

研究显示，LVEF 降低和 2 倍增益是 TTT 延长（TTT ＞ 18 s）的独立预测因子，可能导致 DFT 时 TTT 时间延长，该患者 LVEF 为 29.12%，不排除 TTT 延长与低 LVEF 值相关。此外，相关研究结果显示，术中 DFT 65 J 的除颤成功率及术后转复成功率不受 TTT 延迟的影响。对于该患者，机器最终识别 VF 并成功心律转复，TTT 延长未影响患者的血流动力学。

（李耀东）

长QT间期综合征儿童全皮下植入型心律转复除颤器植入术中除颤阈值测试失败及随访一例

【病史摘要】

患者，男性，12岁。2017年4月25日，因"发作性晕厥8个月"入院。入院检查：动态心电图显示，窦性心律，时伴心律失常；偶见多源性PVB，部分伴逆行心房传导，可见成对PVB和短阵多源性VT及"R-on-T"现象；多变性T波伴QT间期明显延长。尿常规、血常规、C反应蛋白、红细胞沉降率、电解质、肝肾功能、凝血功能、D-二聚体、心肌酶、肌钙蛋白、甲状腺功能检查结果均正常。心电图显示窦性心律，T波改变，QRS波宽度100 ms，QTc间期延长（530 ms）。超声心动图显示，先天性心脏病，继发孔中央型房间隔缺损（左向右分流，5.8 mm），三尖瓣、肺动脉瓣轻度反流，左心功能正常。Schwartz评分为5分；分子遗传检测报告显示，长QT间期综合征2型（致病基因：KCNH2）。入院诊断：先天性长QT间期综合征（2型），非持续性室性心动过速，心脏性晕厥。

【诊疗过程】

患者为长QT间期综合征高危患者，符合ICD的SCD二级预防。给予普萘洛尔及美西律药物治疗。1个月后复查动态心电图显示，窦性心律，平均心率为72次/分，最慢心率为57次/分。行体表心电图筛查，胸骨左侧、右侧主要向量、次要向量、替换向量波形稳定，3个向量全部通过，符合S-ICD植入条件。

2017年4月27日，在静脉镇静麻醉及局部麻醉下，植入S-ICD（型号：A209）。体外程控提示导线感知、高压阻抗正常范围，选择替换向量为感知向量。DFT：先后测试3次（3 s、10 s、10 s）以50 Hz直流电均成功诱发VF，但均不能维持，自行转复为窦性心律。根据患者胸部X线片（图2-3-1），PRAETORIAN评分为30分，为减少心肌损伤，不再继续行DFT测试，遂结束手术。术后1个月随访动态心电图显示，总心率106 008次（23 h），平均心率为73次/分，最慢心率为56次/分，最快心率为151次/分。运动测试（图2-3-2）显示，心率从80次/分增至目标心率175次/分过程中，无波形变化，感知良好。术后4个月，患者出现一

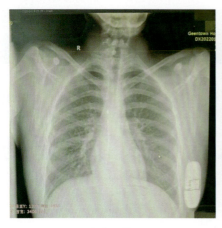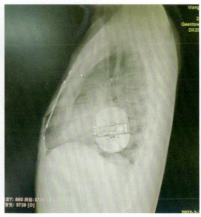

（a）正位　　　　　　　　　　　　　（b）左侧位

图2-3-1　术后胸部X线片

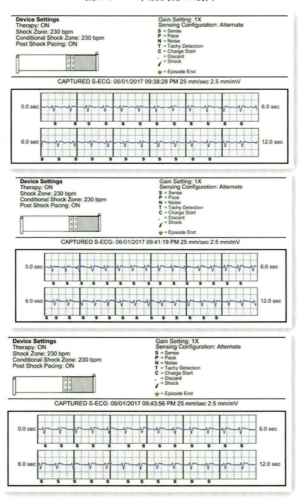

图2-3-2　运动测试报告

注：S.感知。

过性晕厥，S-ICD程控提示为2次VF事件（分别发生于2017年9月10日、2017年9月13日），一次在S-ICD充电后，VF自行终止；另一次持续19 s，电击后心律转复成功（图2-3-3）。

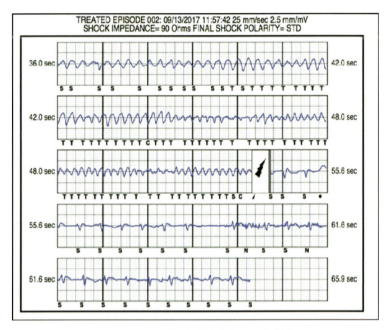

图2-3-3　心室颤动事件电击后心律转复

注：S. 感知；T. 心动过速；C. 充电；N. 噪声；⚡.电击。

【讨论】

该患者为12岁儿童，明确诊断为长QT间期综合征2型，符合ICD植入适应证。考虑该患儿处于生长发育期，植入TV-ICD需要考虑导线预留长度、导线使用寿命，且后续不断植入新的导线会对静脉造成影响、导线拔除困难、运动时窦性心动过速导致不恰当电击等因素，结合《2017年AHA/ACC/HRS室性心律失常患者管理和心脏性猝死预防指南》的推荐，符合ICD植入适应证，且预期不需要心动过缓起搏、ATP或CRT，故推荐植入S-ICD（Ⅰb类适应证）。

为评估S-ICD系统的完整性及有效性，《心血管植入型电子器械术后随访的专家共识（2020）》建议，在S-ICD植入术中常规行DFT测试。但在S-ICD植入术中行DFT测试诱发的VF相比于自发性VF较规律，不能完全模拟实际情况，此外，患者还需要面临更长的手术时间和更高的手术成本。国内一项纳入41例S-ICD植入并随访的单中心研究显示，DFT测试组与DFT未测试组相比，不恰当电击的患者数量及不恰当电击总次数的差异无统计学意义。在植入S-ICD术中未行DFT测试似乎并不影响后期除颤治疗的安全性及患者整体的生存率。PRAETORIAN评分可以评估复律失败的风险。国外一项研究纳入了502例低PRAETORIAN评分（＜90分）S-ICD植入患者，预测99.8%的患者成功心律转复。本例患者在S-ICD植入术中3次DFT测试均失败，分析其诱颤不能持续的主要原因与长期服用普萘洛尔片、美西律片等抗心律失常药物有关。在术后随访中发现，S-ICD能有效识别患者出现的室性心律失常，并发放恰当电击，将异常心律转复为窦性心律。综上所述，建议S-ICD术中行DFT测试，但对于PRAETORIAN评分低、DFT测试多次失败或不适合行DFT测试的患者，DFT测试失败或未行DFT测试不影响S-ICD除颤治疗的安全性及患者整体的生存率。

（何　浪　曾　光）

复杂先天性心脏病全自动双腔起搏术后心搏骤停幸存患者植入全皮下植入型心律转复除颤器一例

【病史摘要】

患者，男性，30岁。因"无明显诱因出现意识丧失"院外急救车送达。入院心电图显示 VF，给予电除颤、胸外按压等心肺复苏措施后生还。于当地医院查血钾为 2.8 mmol/L；动态心电图显示，频发多源性 PVB，可见成对、短阵性 VT。患者因先天性心脏病，矫正型大动脉转位（SLL型）左侧房室瓣关闭不全，于 2005 年行左侧房室瓣置换术治疗。因三度房室传导阻滞于 2018 年在外院行双腔永久起搏植入术治疗。入院诊断：SCD 幸存者；心律失常，VF，阵发性 VT，PVB，三度房室传导阻滞，永久起搏器植入术后（DDDR）；先天性心脏病，矫正型大动脉转位。综上所述，患者具有 ICD 植入适应证。患者年轻，故选择植入 S-ICD。

【诊疗过程】

入院后完善患者胸部 X 线检查（图2-4-1）、超声心动图、CMR 等检查，评估并选择患者治疗方案。胸部 X 线片及超声心动图显示，右旋心，矫正型大动脉转位（SLL型）（图2-4-2），左侧房室瓣（功能二尖瓣）机械瓣置换＋起搏器植入术后，功能左心室（解剖右心室）室壁运动普遍减低，功能左心室（解剖右心室）心功能减低。超声心动图以左心室为常规模板显示 LVEF 为 8%；以右心室为模板显示 LVEF 为 25%～30%。医师经评估后认为患者在 S-ICD 植入术中可以耐受 DFT。

因患者已植入 DDDR 双腔永久起搏器并合并右旋心，术前分别对机壳左/右位、电极左/右位及双腔起搏器在多种情况下（常规起搏频率，高起搏频率，电压最大输出、单极起搏）测试其与 S-ICD 的兼容情况，测试结果的界面截图见图2-4-3。综合评定患者功能性左心室解剖位置及体表心电图筛查结果，决定将机壳放置在左侧常规位置，电极放置在胸骨柄右侧 2 cm 处。术后植入的位置见图2-4-4。术中测试 S-ICD 与 DDDR 双腔永久起搏器兼容工作，S-ICD 能很好地感知心率。术中进行 DFT 测试，S-ICD 正确识别，65 J 未能转复，80 J 成功转复。术后程控，S-ICD、起搏器均工作正常（图2-4-5）。

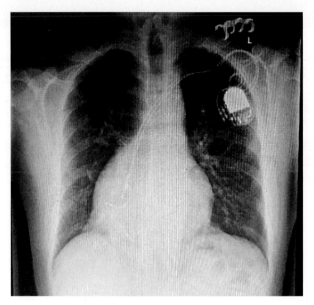

图2-4-1 患者胸部X线片（正位）

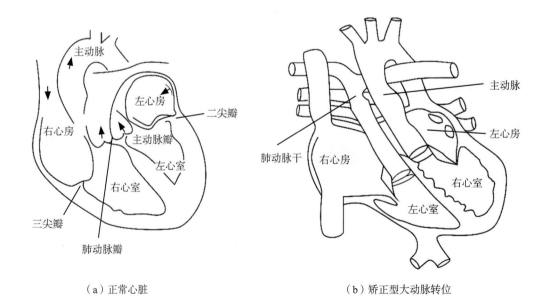

（a）正常心脏　　　　　　　　　（b）矫正型大动脉转位

图2-4-2 正常心脏与矫正型大动脉转位（SLL型）示意图

CAN R/ Electrode R	Normal (uni/bi 70bpm, 3v/0.4	MPM 100bpm(Uni/bi)	MAX output(Uni/bi7.5v/ 1.5ms)	squat
Primary	pass	pass	pass	pass
Secondary	fail	fail	fail	fail
Alternate	pass	pass	pass	pass

CAN L/ Electrode R	Normal (uni/bi 70bpm, 3v/0.4	MPM 100bpm(Uni/bi)	MAX output(Uni/bi7.5v/ 1.5ms)	squat
Primary	pass	pass	pass	pass
Secondary	pass	pass	pass	pass
Alternate	pass	pass	pass	pass

CAN L/ Electrode L	Normal (uni 70bpm, 3v/0.4	CAN R/ Electrode L	Normal (uni 70bpm, 3v/0.4
Primary	fail	Primary	fail
Secondary	fail	Secondary	fail
Alternate	fail	Alternate	fail

图2-4-3　术前筛选结果界面（通过筛查）

注：Primary. 主要向量；Secondary. 次要向量；Alternate. 替换向量；pass. 通过；fail. 失败；Uni. 单极；bi. 双极；Normal. 常规起搏效率；MPM. 高起搏效率；MAX. 电压最大输出；squat. 体位。

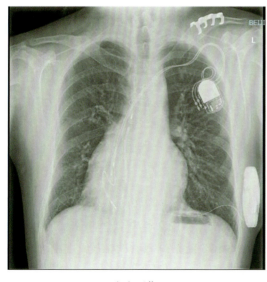 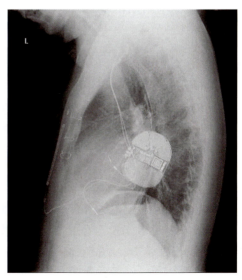

（a）正位　　　　　　　　　　　　　　（b）左侧位

图2-4-4　全皮下植入型心律转复除颤器植入后患者胸部X线片

Programmable Parameters

Current Device Settings
Therapy: ON
Shock Zone: 200 bpm
Conditional Shock Zone: 170 bpm
Post Shock Pacing: OFF

Gain Setting: 1X
Sensing Configuration: Primary

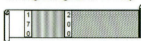

Initial Device Settings
Therapy: ON
Shock Zone: 220 bpm
Conditional Shock Zone: 200 bpm
Post Shock Pacing: OFF

Gain Setting: 1X
Sensing Configuration: Primary
Shock Polarity: REV

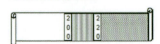

Parameter changes this session: YES

Episode Summary

Since Last Follow-Up
Untreated Episodes: 0
Treated Episodes: 0
# of Shocks Delivered: 0

Since Implant
Untreated Episodes: 0
Treated Episodes: 0
# of Shocks Delivered: 2

Battery Status

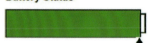

Electrode Impedance Status

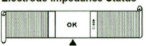

Remaining Battery Life to ERI: 99%

图2-4-5　术后全皮下植入型心律转复除颤器的参数

注：Therapy. 治疗；Shock Zone. 电击区；Conditional Shock Zonc. 条件电击区；Post Shock Pacing. 电击后起搏；Gain Sitting. 增益设置；Sensing Configuration. 感知极性；S. 感知；P. 起搏；N. 噪声；T. 心动过速；C. 充电。

术中起搏测试：①单极起搏，心率为70次/分，3 V/0.4 ms；②单极起搏，心率为100次/分，7.5 V/0.4 ms；③双极起搏，心率为70次/分，7.5 V/0.4 ms；④双极起搏，心率为70次/分，最大输出，术中DFT测试，5 s诱发成功，S-ICD识别成功，18 s完成充电后发放65 J电流转复失败。再次识别，13 s完成充电后发放80 J电流除颤，复律成功。

【讨论】

本例患者为年轻男性，在院外发生心脏性猝死经急诊抢救得以幸存。患者诊断为右旋心、瓣膜置换术后、先天性心脏病、矫正型大动脉转位、永久性起搏器植入术后，为预防猝死，选择植入S-ICD。功能左心室位置在右侧，S-ICD能根据患者的情况，选择植入位置，包绕更多心脏面积。该患者功能右心室有起搏电极，如选择TV-ICD则需要拔除现有起搏系统，升级为ICD系统，会增加手术难度与风险。同时，患者年轻，预期寿命长，如选择植入TV-ICD，未来会面临经静脉除颤电极发生故障需要更换电极的情况。众所周知，除颤电极拔除的手术难度大、风险高，对血管损伤大，为规避上述问题，以及保护患者血管通路和保证患者安全性，S-ICD治疗方案更适合该患者。

（戴文龙）

病例 5

青年肥胖患者植入全皮下植入型心律转复除颤器一例

【病史摘要】

患者，男性，22岁。因"胸闷、气短加重数周"入院。患者BMI为49 kg/m^2。入院心脏彩色多普勒超声显示，LVEF为19%（Simpson法）。入院诊断：扩张型心肌病；慢性心力衰竭，心功能Ⅳ级（NYHA分级）；病毒性心肌炎；原发性高血压3级（高危组）；低钾血症。综上所述，患者为SCD高危患者。考虑患者具有年龄小、无起搏治疗需求、基础疾病多且感染风险高等特点，建议选择植入S-ICD。

【诊疗过程】

由于患者的BMI较高，术中在超声引导下采用肋间神经阻滞麻醉结合局部麻醉的方式植入S-ICD。术中行DFT测试，S-ICD在正确识别VF后，给予65 J除颤，心律转复成功（图2-5-1），TTT为12 s，除颤阻抗为113 Ω，术后PRAETORIAN评分＜90分，植入成功。

【讨论】

患者植入S-ICD后，通过胸部正位、左侧位X线片（图2-5-2）观察除颤线圈和机壳的位置关系，结合患者BMI，评估患者的PRAETORIAN评分，根据评分预测患者DFT测试风险。PRAETORIAN评分≤90分，为无（低）DFT测试风险；PRAETORIAN评分≥150分，DFT测试失败的阳性预测值为98%。

高BMI患者的脂肪组织厚且松散，对肌间囊袋和横切口的制作具有不小的挑战。脂肪组织会影响术者的视线范围及对囊袋深度的判断，增加了制作隧道切口的难度。电刀能够有效止血、保持视野清晰，有助于术者判断肌间的植入位置。S-ICD为80 J固定能量输出，为保证治疗效果，肌间植入对高BMI的患者更为重要。研究显示，不同BMI的患者，如果PRAETORIAN评分≤90分，可以实现100%的DFT转复成功率。因此，通过优化植入技术，实现低PRAETORIAN评分，可以降低肥胖对除颤阻抗的影响及电击失败的风险。

肌间植入可以避免高BMI患者术后体重变化带来的除颤阈值变化，若患者术后体重变化较大，需加强随访，每次随访胸部X线片记录机器和除颤线圈位置的变化（图2-5-2），同时通过程控仪获取患者最新的皮下心电图（信号）。

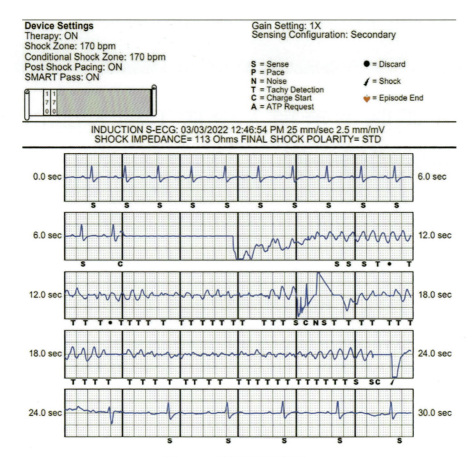

图2-5-1　除颤阈值测试报告

注：Therapy. 治疗；Shock Zone. 电击区；Conditional Shock Zone. 条件电击区；Post Shock Pacing. 电击后起搏；Gain Sitting. 增益设置；Sensing Configuration. 感知极性；S. 感知；P. 起搏；N. 噪声；T. 心动过速；C. 充电。图为诱颤—识别—放电—转复成功的过程。

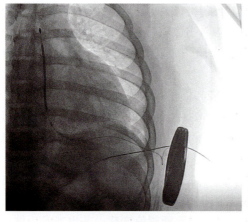

|（a）正位|（b）左侧位|

图2-5-2　全皮下植入型心律转复除颤器植入术后患者胸部X线片

（李耀东）

病例6

高体重指数患者植入全皮下植入型心律转复除颤器一例

【病史摘要】

患者，男性，37岁。因"胸闷气短1月余"入院。患者BMI为47 kg/m²。心脏超声显示，全心扩大，室间隔及基底段增厚，主动脉瓣轻度反流，二尖瓣反流（轻度），左心功能差（射血分数为30%）。既往合并原发性高血压（3级很高危组）。给予植入S-ICD，以预防SCD。

【诊疗过程】

患者S-ICD植入术前心电图筛选胸骨左、右缘1 cm处主要向量、次要向量、替换向量3个向量均通过。考虑患者的体型及BMI，并结合术前定位（图2-6-1）、导线和机器对心影的覆盖面积，最终决定将导线于胸骨左缘植入。

患者平卧位、将S-ICD和导线的DEMO用胶带固定在预期植入部位后，常规手术区皮肤消毒（图2-6-2）、铺巾（单），于第5肋间沿腋中线走行切开皮肤7 cm，逐层分离皮下组织，筋膜层直至背阔肌，做成8 cm×8 cm囊袋。于剑突下切开皮肤2 cm，逐层分离皮下组织至筋

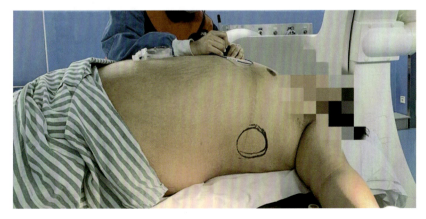

（a）剑突切口定位

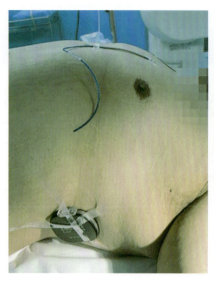
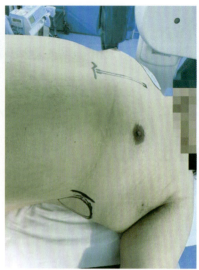

（b）脉冲发生器定位　　　　　　　　　　（c）确定囊袋位置

图2-6-1　S-ICD植入术前定位

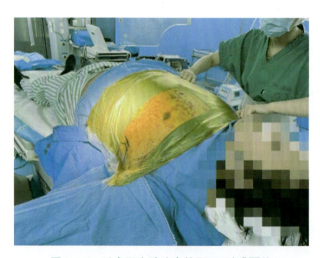

图2-6-2　手术区皮肤消毒并用3M贴膜覆盖

膜层，通过带外鞘管的隧道穿引针连通囊袋，将电极导线通过外鞘管从囊袋经隧道送至剑突下切口，固定电极中段。通过带外鞘管的隧道穿引针从剑突下切口沿胸骨向上至胸骨上方，撤出隧道棒，将电极经鞘管隧道送至胸骨上方切口。电极尾端连接皮下除颤器，并将皮下除颤器植入囊袋内，用0.9%氯化钠溶液冲洗伤口，固定皮下除颤器，逐层缝合胸大肌筋膜层及皮下组织，胸骨下端及上端切口缝合并充分按压排气（图2-6-3）。手术区纱布覆盖，腹带包扎。术后胸部正位及侧位X线片（图2-6-4）显示，导线及机器均贴靠良好。

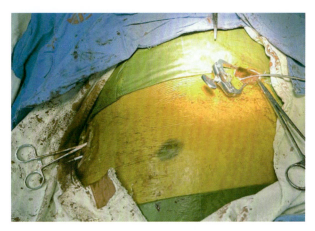

图2-6-3 二切口植入（切口小）

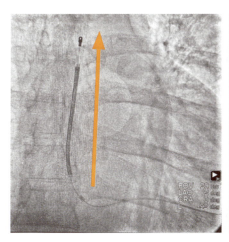

（a）正位 X 线片

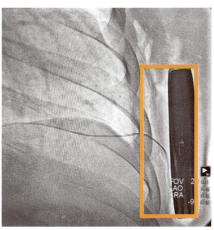

（b）正位 X 线片

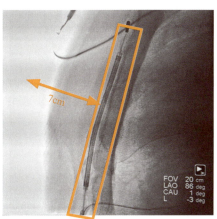

（c）侧位 X 线片

图2-6-4 胸部 X 线片

注：（a）（c）红色箭头所指为正位和侧位除颤电极竖直；（b）红框示脉冲发生器贴靠完美；（c）红框示除颤电极紧贴胸骨。

术中诱颤（图2-6-5）时加用丙泊酚50 mg加强镇静。3 s交流电诱发VF成功，S-ICD正确识别，首次65 J除颤成功，除颤阻抗为90 Ω。

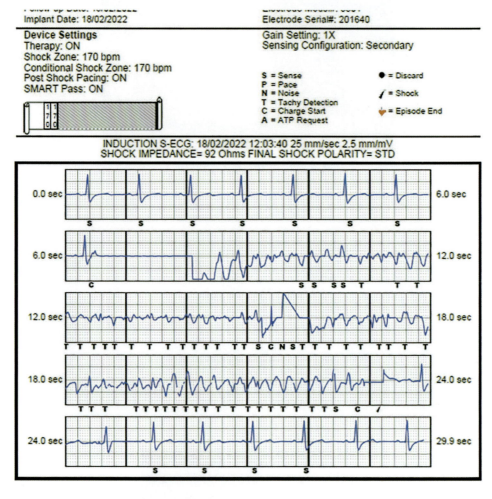

图2-6-5　DFT测试报告

注：Therapy. 治疗；Shock Zone. 电击区；Conditional Shock Zone. 条件电击区；Post Shock Pacing. 电击后起搏；Gain Sitting. 增益设置；Sensing Configuration. 感知极性；S. 感知；P. 起搏；N. 噪声；T. 心动过速；C. 充电。

【讨论】

该病例是1例年轻的一级预防性男性患者，高BMI（BMI 47 kg/m²）会增加手术难度。S-ICD植入的位置是否合适及与胸骨贴靠是否良好，直接影响术后机器能否正确识别和实施治疗。S-ICD植入术是起搏领域的新术式，医师全面掌握该术式的操作细节对该类患者（乃至所有特殊患者）至关重要。

全球S-ICD植入的例数已超13万例，TV-ICD需要通过静脉将除颤电极导线送入右心系统，可能会引起静脉通路狭窄或闭塞导致的植入困难、血管穿刺相关并发症、导线断裂、感染等导线相关并发症。S-ICD解决了上述问题。S-ICD无须经静脉通路，所有器材均埋于皮下，避免了TV-ICD所面临的导线相关并发症，极大地降低了感染的风险。一级预防的年轻患者为S-ICD植入的强烈推荐人群。

（梁义秀）

低体重指数患者植入全皮下植入型心律转复除颤器一例

【病史摘要】

患者，男性，50岁，BMI 17.3kg/m²，因"反复意识障碍3月余，再发5天"入院，患者于院外发生2次意识丧失，在给予心肺复苏、气管插管、电复律后，意识及自主心率恢复。入院后完善相关检查，动态心电图显示：窦性心律、尖端扭转性室性心动过速。心电图未见QT异常，V1导联未见epsilon波、ST异常。冠状动脉造影、心脏彩色多普勒超声、心脏MRI检查未见异常，电生理检查未见房室旁道，未诱发出室上性心动过速、心房颤动、心房扑动、室性心动过速、心室扑动及心室颤动，心律失常基因检测提示：KCNH2杂合、RYR2杂合（临床意义未明2级）。最终诊断为心脏停搏复苏成功、特发性室性心动过速合并射血分数保留的心力衰竭，重症肺炎，肝功能不全。考虑患者2次发生无明显诱因的意识丧失、心搏、呼吸骤停，是心肺复苏等抢救措施后的幸存者，综合评估为SCD高危患者，再次发生此类情况的可能性高，为SCD的二级预防，有植入ICD的指征（Ⅰ类适应证），且患者50岁，预期寿命长，无起搏治疗需求，为减少远期导线相关并发症，建议患者选择植入S-ICD。

【诊疗过程】

患者BMI较低，术前心电图筛选通过主要向量、次要向量、替换向量。术中在全身麻醉方式下，采用二切口技术植入S-ICD。植入完成后，术后PRAETORIAN评分＜90分。因患者病情严重，住院时间已超过1个月，术中未进行DFT测试，给予低能量放电测试除颤阻抗，除颤阻抗为40 Ω，手术植入SCD成功。术后影像学检查结果见图2-7-1。术后S-ICD放电治疗的相关参数优化（图2-7-2），机器自动选择次要向量，电极感知、阻抗正常。

【讨论】

患者植入S-ICD后，通过胸部正位、左侧位X线片观察除颤线圈和机壳的位置关系，结合患者BMI，得出每个患者的PRAETORIAN评分。再根据PRAETORIAN评分预测患者进行DFT测试的风险。PRAETORIAN评分≤90分，为无（低）风险；PRAETORIAN评分≥150分，DFT测试失败的阳性预测值为98%。

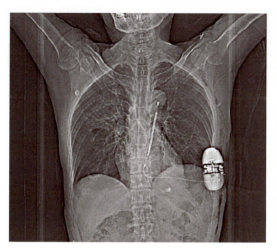 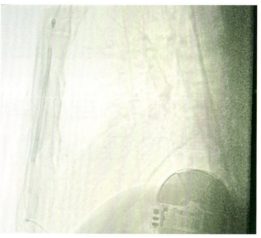

（a）正位　　　　　　　　　　　　　　　　　　（b）左侧位

图2-7-1　术后胸部X线片

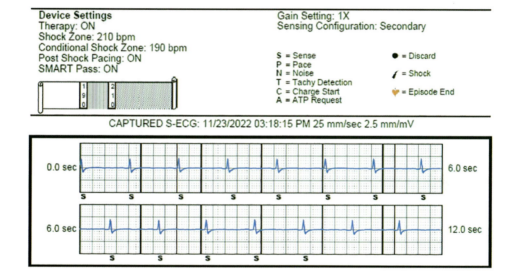

图2-7-2　术后优化报告

注：Therapy. 治疗；Shock Zone. 电击区；Conditional Shock Zone. 条件电击区；Post Shock Pacing. 电击后起搏；Gain Sitting. 增益设置；Sensing Configuration. 感知极性；S. 感知；P. 起搏；N. 噪声；T. 心动过速；C. 充电。

　　既往研究显示，低BMI（＜18 kg/m²）患者出现胸骨上切口愈合不良、囊袋感染的风险较高；低BMI患者与正常BMI患者相比，两者在不恰当电击率方面无显著性差异。S-ICD脉冲发生器体积较大，而低BMI患者皮下组织较少，会影响胸骨上切口及囊袋的愈合。此外，低BMI患者术前心电图筛选仅通过1个向量的比例较高。因此，低BMI患者的术前心电图筛选需仔细评估，术中二切口植入电极位于筋膜层上方，囊袋处脉冲发生器需植入肌间，制作的囊袋勿过小，以减小缝合后皮肤张力。同时应积极改善患者的营养状况，降低相关并发症的发病率。

（蒋凌云）

病例8

全皮下植入型心律转复除颤器围手术期观察和管理囊袋血肿处理一例

【病史摘要】

患者，男性，72岁。10年前因"急性前壁心肌梗死"于外院行急诊PCI，于前降支植入支架2枚。3年前因"胸闷、胸痛再发"于外院住院治疗，患者拒绝复查冠状动脉造影，后规律规范药物治疗。2021年9月的外院彩色多普勒超声显示，左心室壁运动功能普遍减弱，前壁、前间壁明显减弱，左心房、右心房、左心室增大伴二尖瓣反流（中度），LVEF为28%。冠状动脉计算机体层血管成像（CT angiography，CTA）显示，前降支支架内斑块合并管腔重度狭窄。为进一步诊治于2021年12月6日入院。患者BMI 26 kg/m²。入院检查：血红蛋白103 g/L，血小板计数218×10⁹/L，肌酐143 μmol/L。心电图显示，窦性心律，左前分支阻滞。超声心动图显示，左心增大，多节段性室壁运动异常；二尖瓣、肺动脉瓣轻度反流，左心室收缩功能明显降低（LVEF为29%）。

2021年12月8日冠状动脉造影显示，左前降支（left anterior descending branch，LAD）原支架内完全闭塞，见右冠状动脉主干至LAD侧支循环。入院诊断：冠状动脉粥样硬化性心脏病，慢性冠状动脉综合征，PCI后，心功能Ⅲ级；高脂血症；轻度贫血。

【诊疗过程】

患者长期服用氯吡格雷（75 mg，每天1次），于术前5天停用氯吡格雷，给予依诺肝素0.6 ml（每12 h注射1次）。术前24 h停用依诺肝素。2021年12月13日，患者在全身麻醉下接受S-ICD植入术。常规消毒左侧腋下及胸部，于左侧腋中线及第5肋间皮下分离至背阔肌及前锯肌间制作肌间隙囊袋。胸骨左缘1 cm剑突水平制作横向筋膜层切口，使用隧道鞘管从囊袋送除颤导线于剑突旁切口并固定于筋膜层，经鞘管于胸骨左侧平行胸骨将导线埋植于筋膜层，撤鞘，加强固定导线于筋膜层，连接S-ICD（型号A209），囊袋充分止血后，将机器埋植于肌间囊袋，使用无菌0.9%氯化钠溶液冲洗囊袋，皮下缝合一层后，使用50 Hz交流电进行DFT测试（能量为65 J），除颤成功，逐层缝合伤口，消毒并覆盖无菌纱布，术程顺利，患者无不适，术后恢复良好。

2021年12月14日，恢复应用依诺肝素钠（0.4 ml，每12小时注射1次），患者血常规结果显示，血红蛋白较前降低（88 g/L），伤口未见明显渗血、渗液。

2021年12月15日，患者出现血压下降（85/55 mmHg），血红蛋白也持续下降（74 g/L），左侧胸壁及左侧背部可见大面积瘀斑，故停用依诺肝素钠。床边超声显示，左侧胸壁及左侧背部所及肿物皮下肌层可见长条形低及无回声区，边界尚清晰，内部回声不均匀；左侧腰部所及肿物皮下软组织水肿增厚，可见长条形无回声区，边界尚清晰，内部回声不均匀，考虑患者为皮下出血。手术区给予加压包扎，并给予患者补液、升压、强心、输血等治疗。之后患者血压恢复至正常（94/67 mmHg），动态复查血常规，严密观察伤口情况。

2021年12月17日，复查结果显示血红蛋白仍在下降（67 g/L），左侧胸壁及左侧腰背部有大面积瘀斑，考虑患者进行性出血，给予输注浓缩红细胞2 U。于导管室行左侧胸壁囊袋血肿切开清除术，清除囊袋内血块约200 ml，局部结扎和电凝2处轻微活动性渗血点，反复探查未见其他活动性出血后重新缝合囊袋，消毒并覆盖无菌方纱，加压包扎48 h。

2022年1月6日，患者无不适主诉，血压稳定，血红蛋白回升至98 g/L，皮下肿物及包块明显缩小，考虑病情好转，准予出院。

2022年2月3日，患者回访，伤口愈合良好，患者无不适主诉。

【讨论】

囊袋血肿是CIED植入常见的并发症。研究证实，使用抗血小板药物的患者，其囊袋血肿的发生率更高（9.8% vs. 4.3%，P＜0.001）。囊袋血肿可能会导致暂停口服抗凝血药的治疗时间延长、血栓栓塞的风险增加、患者住院治疗时间延长，需要行血肿抽吸或切开引流术者，囊袋感染的风险增加。

BRUISE CONTROL研究发现，术前继续服用华法林组与停用华法林并桥接肝素组相比，临床发生囊袋血肿的风险降低了80%（3.5% vs. 16.0%）。

S-ICD囊袋与传统TV-ICD相比，体积更大（69.1 mm×83.1 mm×12.7 mm），位置更特殊（腋中线和第5肋间，前锯肌和背阔肌的肌间隙），术中、术后囊袋伤口护理的难度增加。术中使用电刀止血，仔细探查，确保无活动性出血点后再关闭囊袋，术后使用弹力绷带替代沙袋压迫止血，同时制动术侧上肢，减少机器与肌肉之间的摩擦，返回病房后观察皮肤张力、是否有瘀斑，监测患者心率，必要时复查血常规等降低囊袋血肿发生的风险。

囊袋血肿的处理措施：一旦发生囊袋出血，依据出血量、出血速度和囊袋的张力决定处理措施：①出血量较少或出血较慢者，可给予局部压迫止血；②出血量较大者，可在无菌条件（建议于导管室充分消毒、铺巾）下使用注射器抽出血肿，并加压包扎；③怀疑存在动脉出血时，应在无菌手术室中拆开、引流，给予手术探查止血、清除血凝块、冲洗囊腔，之后缝合、包扎。

（麦憬霆）

病例 9

全皮下植入型心律转复除颤器植入术后切口愈合不良一例

【病史摘要】

患者，男性，30岁。2022年8月29日因"活动后胸闷4年，加重伴双下肢水肿1个月"入院治疗。患者自2018年起出现活动后胸闷，步行100 m即出现胸闷，休息后可缓解，伴有心悸、气促。外院超声心动图显示全心扩大，射血分数为38%；行冠状动脉造影显示，左主干尾部狭窄60%，前降支近段狭窄90%，左主干–前降支行PCI，给予药物治疗。1个多月前出现双下肢水肿、夜间阵发性呼吸困难、腹胀、尿少，由门诊收入院。患者高血压病史4年余。入院检查：NT-proBNP 4862 pg/ml；心电图显示，窦性心律，V1～V5呈rS型。超声心动图显示，全心增大，以左心室增大为主，左心室前壁、侧壁及心尖变薄，运动减弱；可疑左心室心尖部血栓形成；二尖瓣重度反流；三尖瓣中度反流；射血分数为29%。Holter显示，窦性心律，心率63～100次/分，PVB 402个，2种形态。入院诊断：冠状动脉粥样硬化性心脏病，陈旧性前壁心肌梗死，二尖瓣关闭不全（重度），PCI后，左心室心尖部血栓形成，心功能Ⅲ级（NYHA分级）；心律失常，频发PVB；高血压病（3级，很高危）。

【诊疗过程】

2022年9月2日，患者行S-ICD植入术，气管插管全身麻醉，常规消毒左侧腋下及前胸部，于左侧腋中线及第5肋间皮下分离至背阔肌及前锯肌间制作肌间隙囊袋，胸骨左缘1 cm剑突水平制作横向筋膜层切口，使用隧道鞘管从囊袋送除颤导线于剑突旁切口并固定于筋膜层，经鞘管于胸骨左侧平行胸骨，将导线埋植于筋膜层后撤鞘，加强固定导线于筋膜层，连接S-ICD（型号：A209），将机器埋植于肌间囊袋，使用无菌0.9%氯化钠溶液冲洗囊袋，逐层缝合。消毒并覆盖无菌方纱。手术过程顺利，患者无不适主诉。术后患者恢复良好，于2022年9月15日出院。

患者出院后未按医嘱进行护理伤口，每天洗澡并未在伤口部位做防水处理。2022年9月23日，患者发现左侧胸壁（图2-9-1）切口少量流脓性分泌物，无疼痛、发热，未予以重视。2022年9月26日，因左侧胸壁切口持续流脓前往门诊就诊，以"左侧胸壁切口感染"收入院。入院检查：体温36.2 ℃，心率82次/分，心律齐，呼吸20次/分，左侧胸壁切口见少量

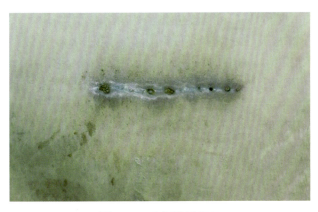

图2-9-1 左侧胸壁切口

脓性分泌物，轻度红肿，左侧胸壁切口处可见原皮下可吸收线部分外露。完善入院检查，血常规、降钙素原、C反应蛋白正常，超声心动图显示，未见瓣膜赘生物或新发瓣膜功能障碍，左侧胸壁切口局部超声探查显示：左侧腰部及左侧背部皮肤层及皮下软组织水肿增厚声像；左侧背部局部肌层水肿增厚，最厚处10 mm。左侧胸壁切口分泌物细菌培养可见少许杂菌生长。连续行血培养3次，结果均为阴性。给予万古霉素（1 g，每12 h注射1次）抗感染治疗。

2022年9月27日，在静脉全身麻醉＋局部麻醉下行起搏器囊袋清创术。常规消毒、铺巾，沿左侧胸壁原手术切口切开皮肤，切除坏死皮肤及瘢痕，逐层分离皮下组织，清除坏死组织及原有缝线（图2-9-2）。以过氧化氢、碘伏液反复冲洗创口30 min后更换手术台。再次

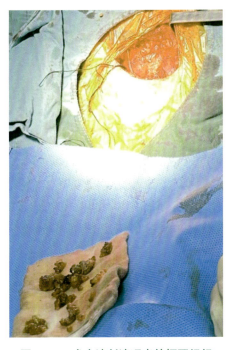

图2-9-2 术中清创清理出的坏死组织

常规消毒胸部、铺巾，打开囊袋后可见红色血性液体自吸引器流出，囊袋壁光滑无明显坏死组织，取出S-ICD，分离电极导线，分别用碘伏泡洗S-ICD、囊袋及电极导线30 min，再次更换手术台及常规消毒胸部、铺巾，使用无菌注射用水清洗S-ICD，连接导线后植入囊袋。术中囊袋及切口未见感染迹象，考虑切口愈合不良，可能与可吸收线线头排斥反应相关。固定机器后使用普通丝线关闭囊袋，使用普通丝线逐层缝合各层组织，再次消毒并覆盖无菌纱布，手术过程顺利。

术后继续给予万古霉素抗感染治疗，至2022年10月10日，患者无发热，寒战，伤口愈合良好，敷料干洁，无明显渗血。术中囊袋分泌物、囊壁组织、切口坏死组织的细菌、真菌培养均为阴性。术后2次血培养均未见真菌、细菌、厌氧菌生长。患者病情好转后出院。2023年2月3日，患者于门诊回访，S-ICD程控参数良好，伤口恢复良好，B超检查报告单见图2-9-3。

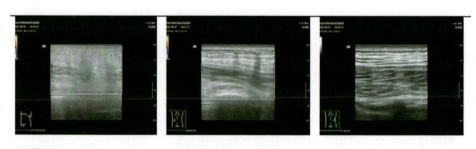

超声所见：左侧腰部及左背部肿胀处超声扫查：皮肤层及皮下软组织水肿增厚，内部回声结构紊乱，内见细线状无回声区；其中左背部局部肌层水肿增厚，较厚处约10mmCDFI：其内未见明显血流信号。

超声提示：左侧腰部及左背部皮肤层及皮下软组织水肿增厚声像；左背部局部肌层水肿增厚，内未见明显占位。

图2-9-3　B超检查报告单

【讨论】

本例患者植入S-ICD后左腋下切口愈合不良，考虑是由皮下可吸收线线头排斥反应导致，合并切口浅表感染。因处理及时，感染未累及囊袋。经规范处理后患者出院，5个月后随访可见，左侧胸壁切口愈合良好，未见CIED感染。本例病例值得借鉴的经验主要有以下2个。

1. **疑似CIED感染的处理流程**　感染是CIED治疗严重的并发症之一。S-ICD不需经静脉植入心腔内导线，大幅降低了血行感染及感染性心内膜炎的风险。然而，S-ICD植入后仍会面临感染的风险，包括囊袋感染及切口浅表感染。囊袋感染后，必须移除整套S-ICD装置。针对疑似S-ICD感染的患者，处理流程可参见《心血管植入型电子器械感染的规范化流程》。在为患者行清创术前，连续3次血培养的结果均为阴性（每次血培养的间隔时间≥3天）；超声心动图未发现瓣叶赘生物，无新发瓣膜功能障碍；给予经验性抗生素（万古霉素）

治疗。清创术中切除坏死皮肤及瘢痕，逐层分离皮下组织，清除坏死组织及所有原缝线。以过氧化氢、碘伏液反复冲洗创口。如果无囊袋感染迹象，勿打开囊袋。如需打开囊袋，建议充分消毒创口后，更换手术台，并再次消毒、铺巾。用碘伏泡洗S-ICD及囊袋、电极导线。术中注意留取标本，有助于判断感染范围，包括囊袋组织、切口组织、分泌物等。术后继续给予经验性抗生素（万古霉素）治疗10～14天。

2. **围手术期伤口护理和注意事项** 术后观察和随访的重要内容是S-ICD切口愈合的情况，并做好患者教育。线头反应是指术后手术切口处组织对手术缝线的排斥反应，在临床上并不少见。患者出院后未遵医嘱护理伤口，每天洗澡并未对伤口部位做防水处理。因此，导致有线头反应的切口出现表浅感染。S-ICD植入术后，应该密切观察创口、敷料等的情况，确保创面持续干燥，没有明显渗血、渗液。术后2～4周创面不能沾水，避免增加囊袋感染的风险。如果出现切口红肿、渗液，患者应立刻前往医院复诊。

（麦憬霆 杨 莹）

病例10

全皮下植入型心律转复除颤器植入患者行心脏移植一例

【病史摘要】

患者，女性，72岁。2005年行冠状动脉搭桥及二尖瓣、主动脉瓣置换术（生物瓣）。2019年7月，患者因"急性前壁心肌梗死"入院，考虑患者于发病前1个月（2019年6月）有消化道出血史，暂未行急诊PCI，给予对症药物治疗后患者出院。2019年8月，患者因"气促并双下肢水肿1周余"再次入院。入院检查：心电图显示，心房颤动伴快速心室率；陈旧性前壁心肌梗死。24h动态心电图提示，心房颤动，心室率52～127次/分，平均81次/分，检出PVB 8980个，占总数9%，多种形态。超声心动图示射血分数为27%，结合临床考虑冠心病、心肌梗死、缺血性心肌病改变，左心室收缩功能明显减低。入院诊断：冠状动脉粥样硬化性心肌病，陈旧性前壁心肌梗死，CABG术后，心功能Ⅲ级（NYHA分级）；风湿性心脏病，二尖瓣、主动脉瓣置换术后（生物瓣）；心律失常，持续性心房颤动；2型糖尿病。

【诊疗过程】

2019年9月16日，患者在气管插管＋全身麻醉下行S-ICD植入术，常规消毒左侧腋下及胸部，于左侧腋中线及第5肋间皮下分离至背阔肌及前锯肌间制作肌间隙囊袋，胸骨右缘2 cm剑突水平制作横向筋膜层切口，使用隧道针于切口和囊袋之间制作横向隧道，放置皮下除颤导线并固定于筋膜层，以除颤导线测量上方切口的位置，于平行胸骨距剑突水平切口约14 cm做上端筋膜层切口，使用隧道工具于两切口之间制作纵向隧道，将皮下除颤导线牵引至上端切口放置并固定，连接S-ICD（型号：A209），将机器埋植于肌间囊袋，逐层缝合，术后胸部X线片和CT分别见图2-10-1、图2-10-2。术中发生持续性VT，频率约200次/分，给予电复律后恢复为窦性心律。手术过程顺利，患者无不适主诉。患者术后恢复良好，于2019年10月8日出院。

2020年3月26日，因"反复胸闷、气促8月余，再发伴双下肢水肿10余天"入院，S-ICD程控显示，患者共发生16次放电治疗事件，均为VT或VF，且均得到正确治疗，全部一次除颤即成功转复（图2-10-3）。给予抗心力衰竭治疗后，患者症状缓解。家属要求排期行心脏移植。

　　2020年12月，患者于心脏外科行心脏移植，术前关闭S-ICD（图2-10-4）。2022年1月12日，患者再次程控S-ICD，显示S-ICD系统完整，感知阻抗无异常，如图2-10-5、图2-10-6所示，皮下心电信号与心脏移植前有差异，但仍可被S-ICD正确识别，且可恢复正常SCD预防。

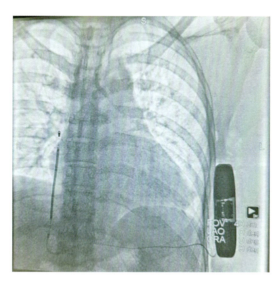

图2-10-1　术后胸部X线片

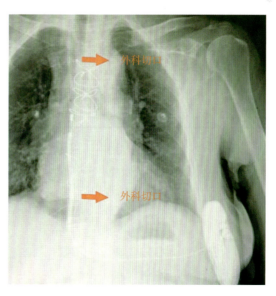

图2-10-2　术后CT（红色箭头所指为外科切口）

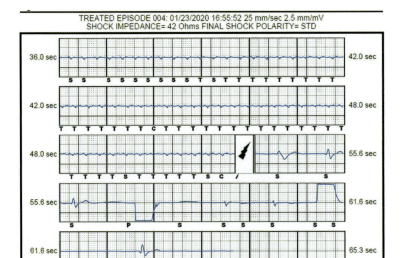

（a）放电治疗成功转复事件记录1

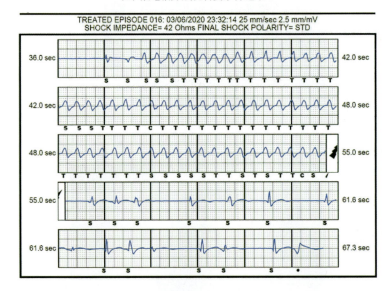

（b）放电治疗成功转复事件记录2

图2-10-3　其中2次放电治疗事件

注：S.感知；T.心动过速；C.充电；P.起搏；✦.电击。

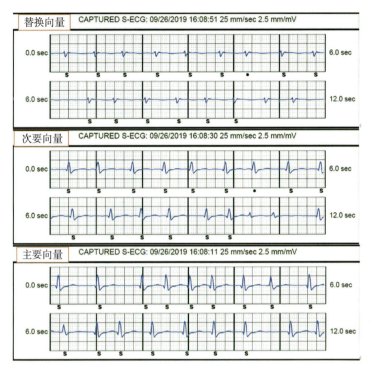

图2-10-4 心脏移植前各心电向量信号

注：S. 感知。

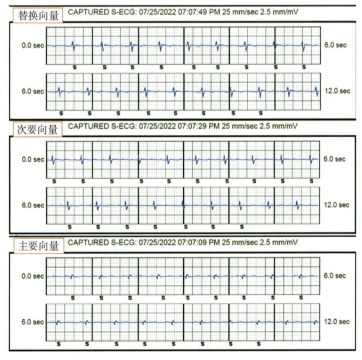

图2-10-5 心脏移植后各心电向量信号

注：S. 感知。

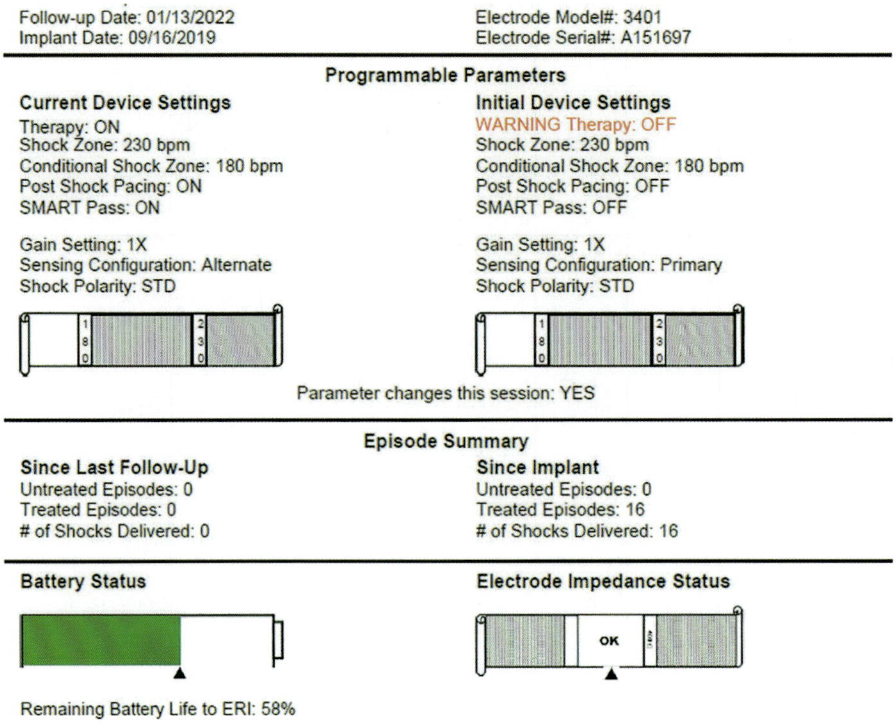

```
Follow-up Date: 01/13/2022                    Electrode Model#: 3401
Implant Date: 09/16/2019                      Electrode Serial#: A151697
```

Programmable Parameters

Current Device Settings
Therapy: ON
Shock Zone: 230 bpm
Conditional Shock Zone: 180 bpm
Post Shock Pacing: ON
SMART Pass: ON

Gain Setting: 1X
Sensing Configuration: Alternate
Shock Polarity: STD

Initial Device Settings
WARNING Therapy: OFF
Shock Zone: 230 bpm
Conditional Shock Zone: 180 bpm
Post Shock Pacing: OFF
SMART Pass: OFF

Gain Setting: 1X
Sensing Configuration: Primary
Shock Polarity: STD

Parameter changes this session: YES

Episode Summary

Since Last Follow-Up
Untreated Episodes: 0
Treated Episodes: 0
# of Shocks Delivered: 0

Since Implant
Untreated Episodes: 0
Treated Episodes: 16
# of Shocks Delivered: 16

Battery Status

Electrode Impedance Status
OK

Remaining Battery Life to ERI: 58%

图 2-10-6　全皮下植入型心律转复除颤器重新开启后界面

注：Therapy. 治疗；Shock Zone. 电击区；Conditional Shock Zone. 条件电击区；Post Shock Pacing. 电击后起搏；Gain Sitting. 增益设置；Sensing Configuration. 感知极性。

【讨论】

1. **S-ICD适应证的选择**　患者为缺血性心脏病、陈旧性心肌梗死、左心室射血分数降低（LVEF为27%），符合ICD植入适应证。同时，该患者患有糖尿病，属于高感染风险人群。根据2017年美国心脏病学会公布的指南，该患者存在ICD植入适应证，但存在高感染风险，同时预期不需要心动过缓起搏或终止VT起搏或CRT的患者，故S-ICD适用于该患者，推荐使用S-ICD代替传统的TV-ICD进行治疗。S-ICD植入6个月后，患者由于病情变化，反复发作VT/VF，S-ICD均成功转复，为患者争取了治疗时间，验证了S-ICD植入的有效性。

2. **心脏移植患者与SCD**　既往文献显示，心脏移植术后ICD植入率为1.5%～3.4%，术后4年ICD电击发生率为28%，其中80%为恰当电击。因此，要综合评估心脏移植术后患者SCD的风险，判断是否需要植入ICD。该患者的特殊性在于，S-ICD植入在先，心脏移植在后。而S-ICD独特的植入部位，在不影响开胸外科手术入路的前提下，保留了防治VF/VT导致SCD的功能。

在患者接受心脏移植术后，重新评估S-ICD工作状态后发现，虽然皮下心电信号与移植前不一致，但是仍可被S-ICD正确识别，提示外科开胸入路恰当避开导线位置，是不会损伤S-ICD系统的，开胸治疗操作对于S-ICD植入患者是安全、可行的。

（陈祥新　麦憬霆）

病例11

全皮下植入型心律转复除颤器联合房室束起搏一站式植入一例

【病史摘要】

患者，女性，39岁。因"阵发性胸闷、气短、胸痛12年"入院。患者10余年间反复发作胸闷、气短、胸痛，近期症状加重入院治疗。患者BMI为29 kg/m²。病程中否认头晕、黑矇、晕厥，否认高血压、糖尿病病史。入院检查：心电图显示，QT间期延长，QT/QTc间期564/490 ms；24 h动态心电图显示，最慢心率为36次/分；患者存在窦性心动过缓指征，长QT间期综合征危险评分＞3分。入院诊断：先天性长QT间期综合征，病态窦房结综合征。

【诊疗过程】

该患者为先天性长QT间期综合征，有较高的SCD风险，年龄较年轻，并且有窦性心动过缓指征，需要单腔起搏器辅助治疗，经专家会诊，选择房室束（希氏束）起搏联合S-ICD一站式植入。

术前进行S-ICD患者筛选，主要向量和次要向量通过筛选。术中先植入S-ICD，再植入3830电极于希氏束部位，进行生理性起搏。随后进行S-ICD的DFT测试参数：50 Hz，200 mA交流电诱发VF。65 J一次转复，除颤阻抗87 Ω。术中房室束起搏参数：感知4.0 mV，起搏阈值1.0 V，起搏阻抗580 Ω，房室束起搏QRS时限110 ms（图2-11-1、图2-11-2）。

【讨论】

S-ICD可实现与其他CIED的联合治疗，目前，国内外已有S-ICD与经静脉起搏器/无导线起搏器/心脏再同步治疗起搏器/心脏收缩力调节器/右心室功能辅助装置等联合应用案例。CIED对S-ICD可能造成的影响包括起搏脉冲过感知、双重计数、电重置等，但可通过参数调整降低干扰风险。S-ICD与其他CIED的联合治疗时建议：①术前在CIED感知下，双极（高输出、常规输出）起搏下，完善患者筛选结果；②术中DFT测试前，需要观察静脉导线在强制起搏时，是否对S-ICD有影响；③术后程控，关注CIED的输出、感知设置等参数，与导线阻抗、极性相关的自动监测、安全转换、阈值管理等功能需要关闭；④与S-ICD相同品牌的CIED经过美国FDA认证，可以互相兼容。

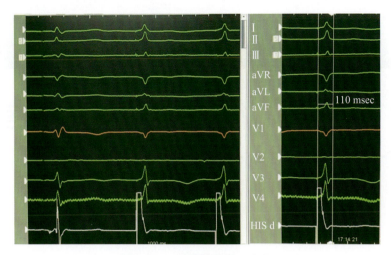

图2-11-1　房室束起搏心电图

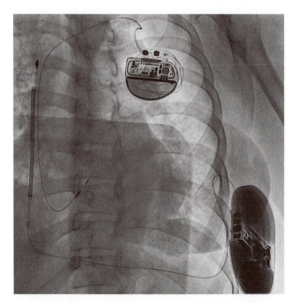

图2-11-2　全皮下植入型心律转复除颤器植入术
后胸部X线片

此外，不同的起搏位点的起搏QRS波形特点各异，可能影响S-ICD植入术前标准12导联同步心电图（standard twelve leads electrocardiography，S-ECG）筛选结果。既往研究结果表明，与右心室心尖起搏（right ventricular apical pacing，RVAP）相比，希浦系统起搏术式下的S-ICD筛选通过率更高。左束支区域起搏（left bundle branch area pacing，LBBAP）患者术后进行S-ICD筛选，通过率约90%。单中心接受传导系统起搏（conduction system pacing，CSP）的患者筛选通过率接近100%，与自主心律下的筛选通过率相似。

（李耀东）

病例12

经静脉心律转复除颤器植入后感染性心内膜炎，全皮下植入型心律转复除颤器＋DDD起搏器联合治疗一例

【病史摘要】

患者，男性，68岁。因"反复胸闷气促、晕厥2年余，发热半个月"于2021年8月28日入当地院。患者2019年在当地医院诊断为"扩张型心肌病、心力衰竭、VF"，给予心力衰竭药物治疗后，植入双腔ICD。2021年8月初，患者出现寒战、发热，最高体温38.8 ℃。当地医院先后给予莫西沙星、美罗培南、万古霉素抗感染治疗，发热仍不能得到控制，为进一步诊治转院。入院检查：超声心动图（2021年8月30日）显示，右心室起搏导线异常回声团，考虑赘生物；左心扩大，左心收缩功能减退（LVEF为40%）。血培养未发现致病菌；痰细菌＋真菌培养：白念珠菌（＋＋），真菌D-葡聚糖试验及半乳甘露聚糖抗原检测结果呈阳性。入院诊断：发热待查；扩张型心肌病；心力衰竭，VF，ICD植入术后。

【诊疗过程】

入院后调整抗感染方案为哌拉西林钠他唑巴坦钠＋万古霉素＋氟康唑静脉滴注抗感染治疗。2021年9月6日，患者心力衰竭再次加重，肺动脉计算机体层血管成像（CT angiography，CTA）显示，右肺动脉栓塞，考虑心脏赘生物栓子脱落导致。2021年9月6日，行心脏外科急诊手术探查，可见右心室除颤导线自右心房经三尖瓣隔瓣瓣环处穿过进入右心室，瓣环穿孔处大量赘生物形成。遂手术切除赘生物，并切断起搏导线，对瓣环穿孔处进行修补。右心房起搏导线附着于右心耳，应用游离导线连接处组织，去除2根起搏导线和脉冲发生器。游离右侧肺动脉远端，切开肺动脉，探查可见肺动脉内大量团块状组织、质脆，易碎。遂给予彻底清除，并探查至右肺动脉分支血管开口，未见组织块堵塞肺动脉分支开口。心脏自动复跳。术后组织块标本培养结果显示：烟曲霉阳性。术后给予头孢哌酮钠舒巴坦钠＋利奈唑胺＋卡泊芬净抗感染治疗6周。待患者病情稳定、多次细菌培养阴性后重新评估ICD植入事宜。

患者属于ICD二级预防适应证。复查动态心电图示，窦性心律，QRS波宽度120 ms，平

均心率72次/分，最慢心率57次/分。患者不需要心动过缓起搏，无CRT适应证。S-ICD术前体表心电图筛查，胸骨左侧、右侧的主要向量、次要向量、替换向量3个向量波形稳定，全部通过，符合S-ICD植入条件。

2021年10月19日，患者在经静脉深度镇静＋镇痛麻醉下植入S-ICD。术中采用二切口技术，胸骨左缘植入除颤导线；肌间法植入S-ICD于背阔肌和前锯肌之间的深筋膜层。术中DFT测试，65 J一次复律成功，TTT为14.5 s。术后根据胸部X线片（图2-12-1）计算Praetorian评分为30分。术后S-ICD选择主要向量向为工作向量，R波振幅为2.6 mV高度、R/T比值为6.5，参数设置：条件电击区180次/分，电击区220次/分。患者于术后1周后出院，S-ICD工作参数正常。

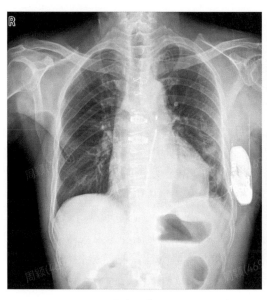
（a）正位

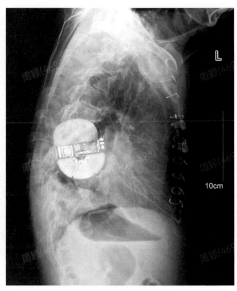
（b）左侧位

图2-12-1　S-ICD植入术后胸部X线片

2022年8月31日，患者因"胸闷、气促再发加重1天"再次入院。入院查体：血压105/62 mmHg，心率47次/分。入院后多次动态心电图提示，窦性心动过缓（心率平均55次/分、最快心率69次/分、最慢心率44次/分）、多源PVB、交界性逸搏及逸搏心律、加速的室性逸搏及逸搏心律。患者经抗心力衰竭等药物治疗后仍存在窦性心动过缓、变时功能不全，符合抗心动过缓起搏治疗指征。与患者和家属充分沟通后，于2022年9月8日，在胸部右侧植入双腔起搏器。

双腔起搏器植入术中关闭S-ICD除颤功能，右心室起搏导线置于右心室心尖部，右心房起搏导线置于右心耳。术中全面评估双腔起搏器与S-ICD之间的兼容性（图2-12-2）。测试结果显示，S-ICD与双腔起搏器兼容性良好：右心房、右心室感知，右心房起搏、右心室感知，右心房感知、右心室起搏，右心房、右心室起搏各种工作模式，S-ICD均能准确识别。双

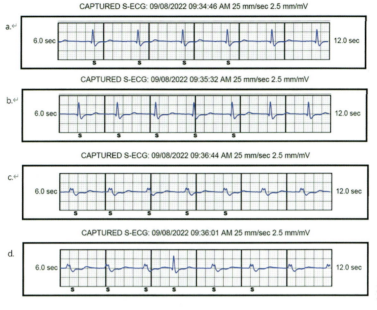

图 2-12-2　双腔起搏器与 S-ICD 兼容性测试

a.AS-VS 模式：右心房、右心室双极感知；b.AP-VS 模式：右心房起搏（频率 70 次 / 分，输出 7.5 V/1.0 ms）、右心室感知；c.AS-VP 模式：右心房感知、右心室起搏（频率 70 次 / 分，输出 7.5 V/1.0 ms）；d.AP-VP 模式：右心房、右心室起搏（频率 70 次 / 分，输出 7.5 V/1.0 ms）。

腔起搏器植入术后打开 S-ICD 的除颤功能，术中 DDD 起搏参数如下：心房感知 1.7 mV，阻抗 429 Ω，阈值 0.7 V/0.4 ms，输出 3.5 V/0.4 ms；心室感知 13.8 mV，阻抗 510 Ω，阈值 0.4 V/0.4 ms，输出 3.5 V/0.4 ms；起搏器设置模式 DDD，SAV/PAV：250 ms/250 ms。术后胸部 X 线片见图 2-12-3。

2021 年 9 月 20 日，患者术后随访测试起搏参数如下：心房感知 1.9 mV，阻抗 454 Ω，阈值 0.9 V/0.4 ms，起搏比例 13%；心室感知 7.3 mV，阻抗 430 Ω，阈值 1.0 V/0.4 ms，起搏比例 13%，起搏器设置未改变。DDD 起搏器记录到术后频发的 VT（持续性 / 非持续性）事件及心房颤动事件。S-ICD 记录到 2021 年 9 月 19 日发生的 180 次 / 分以上非持续性 VT 一次，与起搏器对应事件（起搏器记录的事件编号：V-30 事件）的时间一致。S-ICD 准确识别到 2021 年 9 月 20 日发生的持续性 VT 事件（起搏器记录的事件编号：V-31 事件）（图 2-12-4）。在心律确认分析中，V-31 事件满足初始概率计数 18/24，进入 SmartCharge 智能充电阶段，充电确认过程中持续满足 16/24 计数器，满足放电确认条件，80 J 一次转复成功（图 2-14-5）。转复后，可以观察到 S-ICD 的宽 QRS 波双重检测识别（waveform complex double detection，WCDD）算法在运作，S-ICD 通过计算 2 个感知信号之间的距离、波形的关系和变化模式判断是否有双重计数，若 8 个信号检测窗内出现 3 个确认双重计数，则立即进行算法修正，避免 S-ICD 过感知快心率事件导致不恰当电击。

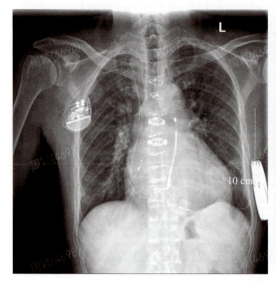
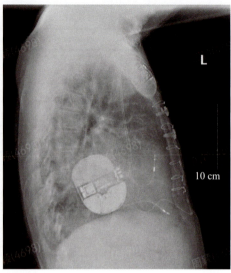

（a）正位片　　　　　　　　　　　　　　（b）侧位片

图2-12-3　双腔起搏器＋全皮下植入型心律转复除颤器术后胸部X线片

		Report Created 20 Sep 2022
ZOOM ® View™		
Arrhythmia Logbook Report		Last Office Interrogation
Date of Birth	N/R N/R N/R	09 Sep 2022
Device	PROPONENT MRI L211/629019	Implant Date
		8 Sep 2022

Event	Date/Time	Type	Summary	Duration hh:mm:ss
V-31	20 Sep 2022 10:02	VT (V>A)	Avg V Rate at Onset: 195 min⌐	00:00:32
ATR-1428	20 Sep 2022 10:00	ATR	Avg V Rate in ATR: 68 min⌐	00:00:21
ATR-1427	20 Sep 2022 09:11	ATR	Avg V Rate in ATR: 67 min⌐	00:01:31
ATR-1426	20 Sep 2022 09:06	ATR	Avg V Rate in ATR: 66 min⌐	00:01:27
ATR-1425	20 Sep 2022 09:04	ATR	Avg V Rate in ATR: 69 min⌐	00:00:56
ATR-1424	20 Sep 2022 09:04	ATR	Avg V Rate in ATR: 65 min⌐	00:00:02
ATR-1423	20 Sep 2022 09:03	ATR	Avg V Rate in ATR: 80 min⌐	00:00:13
ATR-1422	20 Sep 2022 09:02	ATR	Avg V Rate in ATR: 65 min⌐	00:00:54
ATR-1421	20 Sep 2022 09:01	ATR	Avg V Rate in ATR: 63 min⌐	00:00:44
ATR-1420	20 Sep 2022 08:54	ATR	Avg V Rate in ATR: 65 min⌐	00:05:52
ATR-1419	20 Sep 2022 08:53	ATR	Avg V Rate in ATR: 64 min⌐	00:00:50
V-30	19 Sep 2022 10:47	NonSustV	Avg V Rate at Onset: 194 min⌐	00:00:19

图2-12-4　起搏器记录的心律失常事件

注：V-31. 室速事件；V-30. 非持续性室速事件

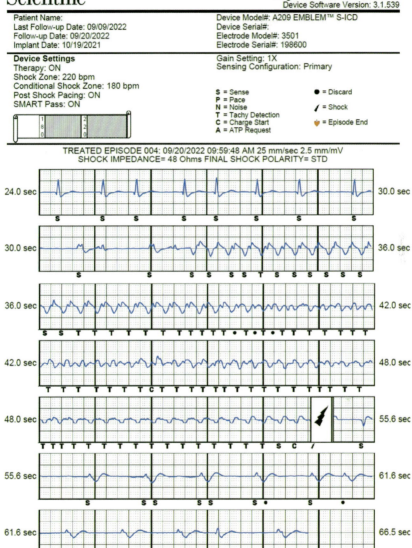

图2-12-5　S-ICD准确识别VT事件，并成功电复律

注：S-ICD. 全皮下植入型心律转复除颤器；VT. 性心动过速；⚡. 电击；Therapy. 治疗；Shock Zone. 电击区；Conditional Shock Zone. 条件电击区；Post Shock Pacing. 电击后起搏；Gain Setting. 增益设置；Sensing Configuration. 感知极性；S. 感知；P. 起搏；N. 噪声；T. 心动过速；C. 充电。

【讨论】

根据《2013年心律植入装置感染与处理的中国专家共识》，一旦确诊为CIED植入后发生囊袋感染、血行感染、感染性心内膜炎，应尽早取出感染装置。上述感染使用抗生素治疗几乎无效。文献报道，若感染装置未被及时取出，6个月内患者的全因死亡率高达18%。根据《2017年AHA/ACC/HRS室性心律失常患者管理和SCD预防指南》，符合ICD植入适应证，但缺乏合适的血管入路、感染高风险，目前、预期均不需要起搏治疗心动过缓或抗心动过速起搏终止心动过速，目前无CRT适应证，预期也不需要植入CRT的患者推荐植入S-ICD（Ⅰb类适应证）。S-ICD无须接触心脏和静脉，显著减少植入相关并发症，对于无须起搏的心力衰竭患者，S-ICD是预防SCD的最佳选择。MADIT Ⅱ、SCD-HeFT研究显示，植入ICD后每年需要起搏的患者比例为1%～2%。本例患者S-ICD在植入术后10个月出现窦性心动过缓，需要抗心动过缓起搏治疗。植入DDD起搏后发现，S-ICD联合DDD可以治疗心动过缓的心力衰竭，且可将两者相互的干扰降至足够低，因此S-ICD与DDD联合使用安全、有效。

（周　颖）

心脏收缩力调节器联合全皮下植入型心律转复除颤器一站式植入一例

【病史摘要】

患者，男性，52岁。因"反复胸闷、胸痛9年，加重1周"入院。患者于2013年和2022年因冠心病、不稳定型心绞痛在外院行冠状动脉支架植入术，因"慢性心力衰竭、大量胸腔积液"多次住院治疗，但治疗效果欠佳。院前检查提示，短阵VT、频发PVB、LVEF为33%，QRS时限100 ms。入院检查：心电图提示，窦性心动过速，心房肥大，心室肥厚、偶发室性早搏（图2-13-1）；动态心电图显示，窦性心律，室性早搏Ⅳ级（短阵室性心动过速），

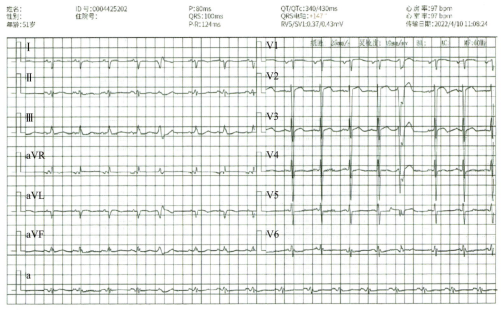

图2-13-1　患者入院时心电图

偶发房性早搏。超声心动图显示，左心室壁节段性运动异常，二尖瓣反流、三尖瓣反流，中度肺动脉高压，LVEF 为 33%（图 2-13-2）。入院诊断：该患者无心动过缓，无心室起搏需求，符合 S-ICD 预防 SCD 一级预防指征。经药物治疗，心力衰竭症状控制欠佳，具有心脏收缩力调节器（cardiac contractility modulation，CCM）植入适应证。

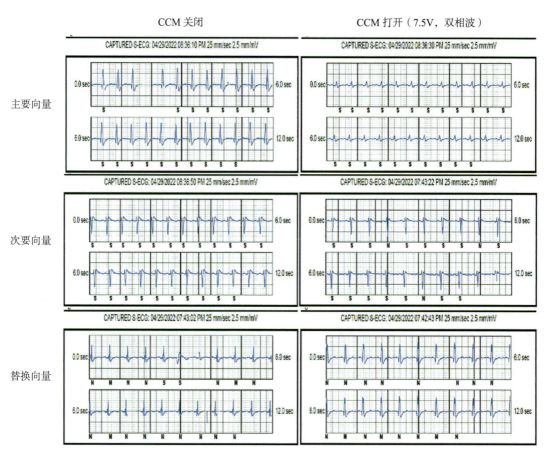

图 2-13-2　双装置同步程控测试结果

注：S. 感知；N. 噪声。

【诊疗过程】

考虑 CCM 联合 S-ICD 一站式植入，若先植入 CCM，关闭切口后一旦出现脱位等情况，需要再次打开切口；若不关闭切口，暴露时间太长，感染的风险会增加；若先植入 S-ICD，必须先行全身麻醉，但这可能会影响腋静脉、锁骨下静脉的穿刺。经过团队讨论，确定最终方案：先植入 S-ICD，在植入 S-ICD 后获取模板，优化向量，随后暂时关闭 S-ICD 除颤功能，再植入 CCM。当 2 根心室导线于右心室间隔中低位，2 根导线间距＞ 2 cm，2 根导线感知阈值均＞ 10 mV，起搏阈值均为 0.6 V/30 ms，CCM 的 2 根导线的阻抗分别为 560 Ω 和 700 Ω，表明导线植入在健康的心肌上。测试参数满意后连接CCM脉冲发生器，调整参数在确保正常发送高频电刺激比例的同时减轻对S-ICD的干扰识别，开启S-ICD功能，术后优化经过双装置同步程控测试（图2-13-3），CCM电压降至5.5 V时，消除了S-ICD中替换向量对CCM的工作状态识别为噪声"N"的干扰，2个装置均可正常工作（图2-13-4）。CCM联合S-ICD一站式植入顺利完成，手术全程用时2 h。

超声数值：

二维及频谱多普勒								
项目	测量值(mm)	参考值(mm)	项目	测量值(mm)	参考值(mm)	项目	测量值(mm)	参考值(mm)
左房内径	47	19~40	室间隔厚度	9	6~12	WMSI	/	1
主动脉内径	20~30	20~37	左室舒张期内径	60	35~56	EDV	139	
右房内径	42		左室收缩期内径	47		LVEF	33%	>50
右室内径	30	<20	左室后壁厚度	9		SV	95	
右室流出道宽	/		二尖瓣开放间距	/		CO	95	
肺动脉内径	25	<25				FS		

超声所见：
急诊超声：
全心大，左心为著，室间隔和左室后壁无增厚，左室壁整体运动不协调且减弱，各组瓣膜回声、形态与启闭无异常，主动脉及肺动脉内径正常。
M超示：主动脉壁波动曲线V及V波幅减低。
Doppler：
TDI:A峰 小于 E峰
舒张期：
左室舒张期二尖瓣口血流频谱A峰 大于E峰.
主动脉瓣口见五彩反流束达二尖瓣前叶水平。
收缩期：
主动脉前向流速112cm/s，肺动脉瓣口流速78cm/s。
二尖瓣口见五彩反流束达左房上部。
三尖瓣口见五彩反流束达右房下部。
CWD测TRPG为44mmHg，估测肺动脉压为54mmHg。

超声提示：
全心大，左心为著。
左室壁整体运动不协调且减弱。
提示：左心功能减低。
二尖瓣口中-重度反流。
三尖瓣口轻度反流并中度肺动脉压增高。
主动脉瓣口轻度反流。
室壁运动分析:I级

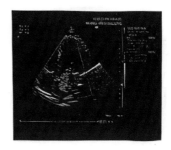

图2-13-3　双装置同步程控测试结果

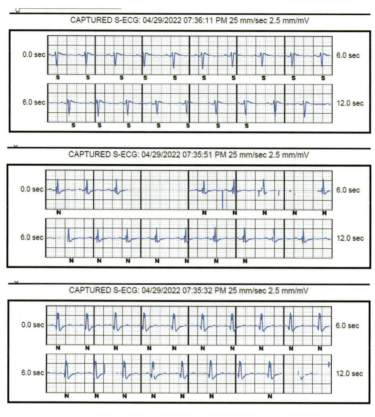

图2-13-4　2个装置均可正常工作

注：S. 感知；N. 噪声。

术后对患者进行常规随访（图2-13-5），S-ICD选取替换向量，感知良好，未发生治疗事件；CCM发送正常，发送率94%，电压5.5 V，每天工作时间为7 h。

【讨论】

CCM是一种新型的植入型电子装置，CCM可用于窄QRS间期射血分数降低型慢性心力衰竭患者，在心肌绝对不应期发放（在QRS波起始后约30 ms）电刺激，增加细胞内钙离子的浓度、增强心肌收缩力，改善患者生活质量，减少患者的入院次数。S-ICD主要用于治疗快速心律失常及预防SCD，但对心力衰竭无明显治疗作用。该患者LVEF明显降低，患者既往有冠状动脉支架植入史，属于SCD的高危人群，且暂无须起搏功能，故可植入S-ICD（进行SCD一级预防），而植入CCM可以增加心肌收缩力。故S-ICD与CCM的作用相互补充，并与治疗心力衰竭的药物共同协作可降低患者的住院率和死亡率。

对于该患者，S-ICD联合CCM的一站式手术需要注意S-ICD的"全皮下"特性和CCM的2根电极导线位置。TV-ICD感知心腔内的局部电活动，而S-ICD感知类似于体表心电图；CCM在感知QRS波的绝对不应期后发挥作用；S-ICD与CCM工作模式有交互影响，尤其是S-ICD会感知CCM工作状态下对QRS波的改变，而使噪声"N"记录的比例上升。术中当

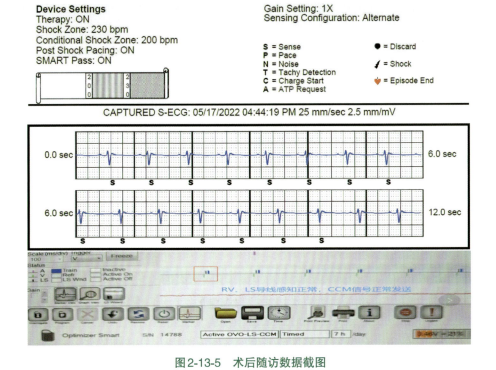

图2-13-5　术后随访数据截图

注：Therapy. 治疗；Shock Zone. 电击区；Conditional Shock Zone. 条件电击区；Post Shock Pacing. 电击后起搏；Gain Setting. 增益设置；Sensing Configuration. 感知极性；S. 感知。

CCM程控输出为7.5 V/20.56 ms时，S-ICD将QRS波识别为噪声"N"的比例上升；当输出调整为CCM 6.0 V/20.56 ms时，不再出现将QRS波误识别为噪声"N"。术后24 h程控将CCM输出设置为7.5 V/10.28 ms时，S-ICD亦未再出现被识别为噪声"N"的情况。术后患者胸闷、气促的症状明显缓解，复查脑利尿钠肽（brain natriuretic peptide，BNP），结果显示数值明显降低。

（姚　娟）

全皮下植入型心律转复除颤器成功救治长QT间期综合征伴反复晕厥患者一例

【病史摘要】

患者，女性，27岁。因"反复晕厥13年，再发1周"入院。患者既往反复突发癫痫样昏厥，发作时双目上翻、口吐白沫、四肢阵挛、小便失禁，持续时间一般不超过1 min，之后患者能自行清醒，休息数分钟后身体恢复正常。晕厥多在清晨、精神紧张、例假期间发作，发作间隔半天至数年不等。患者先后前往多家医院就诊，并进行多项检查，如脑电图、动态心电图、头部CT、头部MRI、直立倾斜试验、甲状腺功能、血电解质等结果均无明显异常，体表心电图显示，偶有QT间期延长，但未被关注。患者曾被外院按癫痫治疗，但无疗效。3个月前，患者再次突发晕厥后，被送至医院就诊。因怀疑为心源性晕厥，为患者植入植入型心电事件记录仪（insertable cardiac monitor，ICM），建议患者做基因检测，但尚未能实施。患者无耳聋史，其家族成员无类似症状发作和猝死史。患者2022年9月23日清晨再次突发晕厥1次。入院检查：超声心动图显示，三尖瓣微量反流；术前体表心电图（图2-14-1）提示，

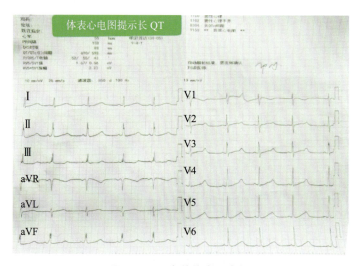

图2-14-1　术前体表心电图

QT间期690 ms、T波宽大、偶发PVB、无心动过缓，ICM显示，患者晕厥期间发作2次尖端扭转性室性心动过速（torsade de pointes，TdP），分别持续18 s、222次/分和38 s、286次/分，自行转为窦性心律，整个过程历时约2 min。入院诊断：长QT间期综合征Ⅱ型TdP伴晕厥，符合ICD植入Ⅰa类适应证。

【诊疗过程】

考虑患者年纪尚轻、无抗心动过缓、抗心动过速起搏和CRT需求，为避免TV-ICD加重三尖瓣反流和其他并发症风险，在征得患者及家属签字同意后，实施植入S-ICD。术前3个感知向量筛选2个感知向量通过。

手术过程：患者取平卧位，开通静脉通路，并采用静脉麻醉，同时给予吸氧、心电、血压、血氧监测。体表定位后给予消毒、铺巾。于第5肋间与腋前线平行切开左侧腋下皮肤7 cm、深度达背阔肌浅面，钝性分离背阔肌与前锯肌，在腋下制作囊袋。分别在剑突区和剑突水平的左侧腋前线区切开皮肤2 cm，深度达深筋膜深面，用隧道器制作皮下隧道，将除颤电极从ICD囊袋分段经皮下隧道引入剑突区切口，经该切口借助隧道器沿胸骨右缘向上制作皮下隧道长约14 cm，撤出金属隧道器后，将除颤电极沿隧道器套管充分送入胸骨右缘皮下隧道，撤出可撕开的隧道器套管，使用无菌0.9%氯化钠溶液冲洗所有隧道，并排出隧道内空气，分别结扎、固定电极导线后，分层缝合皮肤切口，使用乙醇纱布包扎。除颤电极尾端与S-ICD连接紧固，将S-ICD放入腋下皮肤囊袋，使用0.9%氯化钠溶液排出囊袋内空气后分层缝合囊袋，使用乙醇纱布包扎伤口。术中DFT测试选用50 Hz、200 mA交流电刺激5 s诱颤，65 J一次自动除颤成功（图2-14-2）。术后胸部X线片可见S-ICD位置良好（图2-14-3）。术后1周，患者拆线后出院。

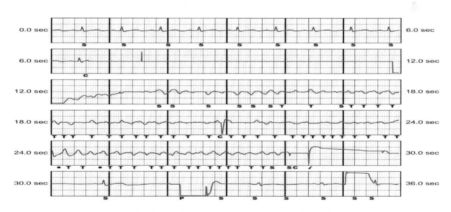

图2-14-2　术中除颤阈值测试时的心电图

注：术中除颤阈值测试心电图显示尖端扭转型室性心动过速诱发、识别、电转复成功。

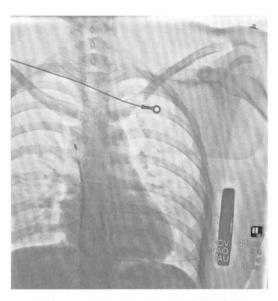

图2-14-3　全皮下植入型心律转复除颤器植入
术后胸部X线片

注：透视间全皮下埋置的全皮下植入型心律转复除
颤器位置满意。

术后随访：术后规律口服美托洛尔，每次50 mg，每天2次。2022年11月6日，患者在骑行过程中因颠簸惊吓突感心悸，遂靠边停车，随即晕厥，之后自行苏醒。当时患者无摔伤，无口吐白沫、大小便失禁及其他不适。次日程控S-ICD（图2-14-4），证实患者在晕厥期间再次发生TdP，被S-ICD一次电击终止，发病到自动诊断、充电、放电共耗时18 s。分析本次患者晕厥的原因：①TdP属于无脉性VT，能迅速恶化血流动力学；②TdP初发的心室率（190次/分）尚未超过预设的VT判别标准（200次/分），造成S-ICD诊断多耗时6 s。故再次优化S-ICD参数，将VT判别标准下调为180次/分。此后随访一年未再出现晕厥，目前患者仍在密切随访中。

【讨论】

长QT间期综合征是较常见的遗传性恶性心律失常，即心电图显示QT间期延长、T波异常，易发生TdP进而引发VF和晕厥、猝死的一组综合征。我国以长QT间期综合征Ⅱ型多见，是KCNH2等基因突变导致Ikr离子通道功能丧失，钾离子外流减少，心肌细胞复极延长，早后和/或迟后除极引发TdP，甚至VF。临床表现为声光刺激、睡醒、激动、恐惧诱发晕厥，甚至猝死。由于QT间期延长时有时无，患者晕厥后可以无症状，加之临床医师对该病的警惕性不足，常导致漏诊或误诊。ICM具有微创、简便、长时程自动监测心电事件的优点，对不明原因晕厥有极高的诊断价值。S-ICD能显著提高SCD高危人群的生存率。既往多项研究证实，S-ICD预防SCD安全、有效。S-ICD已被国内外指南推荐用于有ICD植入适应证、血管条件不佳、感染风险高、不需要抗心动过缓和抗心动过速起搏、无CRT指征的猝死高危患者。本例患者虽无家族史，但女性、初发年龄低、反复晕厥、病史长达13年、QT间期显著延长和TdP、诱因典型，且无后天性心脏病证据和耳聋史，虽未做基因检测，长QT

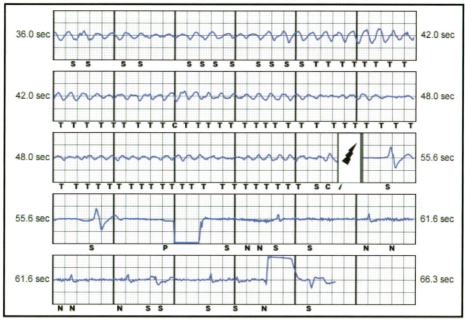

图2-14-4　TdP被S-ICD放电治疗终止

注：TdP. 尖端扭转型室性心动过速；S-ICD. 全皮下植入型心律转复除颤器；S. 感知；N. 噪声；T. 心动过速；P. 起搏；C. 充电。

间期综合征Ⅱ型的诊断能够确立。患者多次出现心搏骤停尚未导致猝死的原因与其身体素质良好和发作时间短促有关。本例患者印证了长QT间期综合征患者的TdP有心室率先慢后快的"温醒现象"。S-ICD预设的VT判别心率偏低，可能会延误诊断和治疗，故在S-ICD系统优化时应格外关注此问题。β受体阻滞剂足量、长期口服是该病首选和基础治疗方案，用药期间仍然发生晕厥或首发心搏骤停的患者，应联合应用ICD及左胸交感神经节切断术。现阶段对于先天性长QT间期综合征患者，S-ICD是最有效的治疗手段。

（盛雪汉）

病例 15

全皮下植入型心律转复除颤器受针灸电针干扰感知一例

【病史摘要】

患者，男性，57岁。因"反复心悸12年，晕厥1次"入院。住院期间患者出现胸痛症状。入院诊断：24 h动态心电图检查显示短阵VT。心电图、心肌酶、冠状动脉CTA检查未见明显异常。入院诊断：心律失常、非持续性室性心动过速。2017年2月，患者植入S-ICD后出院。

2021年12月27日，患者因左侧肩颈酸痛，在外院接受针灸治疗，治疗约30 min后突发S-ICD放电，放电前患者无头晕、黑矇、意识丧失等症状，为进一步诊治到我院门诊就诊。病程中患者神志清晰、精神尚可，近期体重指数（BMI为24 kg/m²）较前无明显变化。

【诊疗过程】

2021年12月27日程控报告（图2-15-1）显示，有1次放电治疗事件，经分析为电针灸疗法引起的不恰当电击，未做任何处理。

【讨论】

电针灸疗法是在针具上通以接近人体生物电的微量电流，是利用针和电这2种刺激相结合治疗疾病的一种方法。该疗法会对植入性电子装置的感知造成干扰，增加不恰当电击的风险。

患者左侧肩颈疼痛进行电针灸治疗过程中，S-ICD进行了放电治疗，查看事件报告，发现为持续性噪声干扰造成S-ICD放电治疗。在ATLAS研究中，同样有4例患者使用了经皮电刺激神经疗法，造成S-ICD放电治疗。为了避免噪声及电磁的干扰，S-ICD已使用带通滤波器、陷波滤波器、SMART pass及内部算法等硬件及软件进行过滤，以更好地过滤非心源信号、减少噪声干扰和T波过感知。

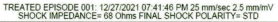

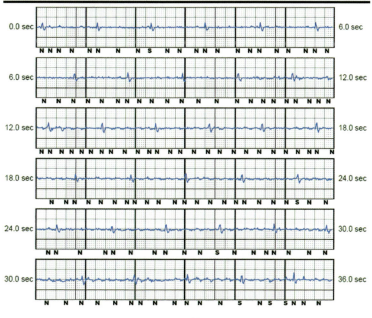

（a）感知

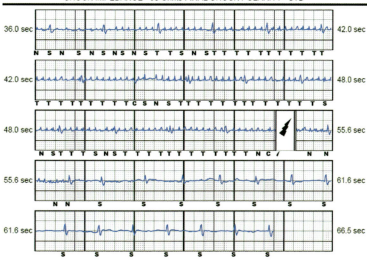

（b）放电

图2-15-1　2021年12月27日程控报告

注：S.感知；N.噪声；T.心动过速；C.充电；↯.电击。

（李耀东）

病例16

全皮下植入型心律转复除颤器植入后当天不恰当电击2次一例

【病史摘要】

患者，男性，67岁。BMI为22.92 kg/m²。因"反复活动后胸闷、气喘10年，加重2年"入院。患者自2010年开始出现反复活动后气喘，偶伴胸闷，自觉运动耐量较前降低。2018年6月，患者自觉症状明显加重。入院检查：心脏彩色多普勒超声显示，LVEF为33%。入院诊断：冠心病，慢性心力衰竭（NYHA分级为Ⅱ级），慢性肾功能不全。经医师与患者及家属充分沟通后决定择期行S-ICD植入术，并于2021年2月14日上午完成手术。当天下午S-ICD放电2次，未治疗事件1次。

【诊疗过程】

患者S-ICD术前筛选站立位、仰卧位、坐位的3个心电向量均通过。2021年2月14日早8时，患者取平卧位，在Demo体表定位后，行常规手术区皮肤消毒、铺巾，于第5肋间沿腋中线走行切开皮肤7 cm，逐层分离皮下组织，筋膜层直至背阔肌，做8 cm×8 cm的囊袋。于剑突下切开皮肤2 cm，逐层分离皮下组织至筋膜层，通过带外鞘管的隧道穿引针连通囊袋，将电极导线通过外鞘管从囊袋经隧道送至剑突下切口，固定电极中段。通过带外鞘管的隧道穿引针从剑突下切口沿胸骨向上至胸骨上方，撤出隧道棒，将电极经鞘管隧道送至胸骨上方切口。电极尾端连接皮下除颤器，并将皮下除颤器植入囊袋内，使用无菌0.9%氯化钠溶液冲洗伤口，固定皮下除颤器，逐层缝合胸大肌筋膜层及皮下组织，胸骨下端及上端切口缝合。手术区纱布覆盖，腹带包扎。术后胸部正位（图2-16-1a）及侧位x线片（图2-16-1b）显示，导线及机器均贴靠良好（图2-16-1c）。

术中诱颤（图2-16-2）：诱颤时加用丙泊酚50 mg加强镇静。3 s交流电诱发VF成功，S-ICD正确识别，首次65 J除颤成功，除颤阻抗为77 Ω，TTT时长为15 s。术后优化向量为次要向量。术后分别采集3个心电向量模板（图2-16-3），均正常。

放电事件1：手术当天下午2—4时，患者自诉放电2次，无不适主诉，工程师即刻查看程控，报告如下：放电事件2次，未治疗事件1次（图2-16-4a、b）。

放电事件2：程控报告显示，因基线漂移从而导致T波过感知最终放电（图2-16-4c、d）。

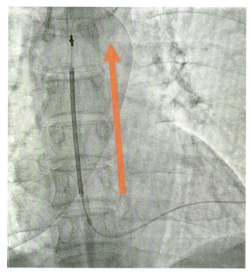
（a）正位（红色箭头方向指向头部）

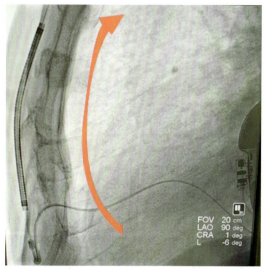
（b）左侧位（红色箭头表示贴靠胸骨）

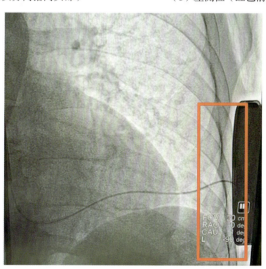
（c）导线及机器均贴靠良好（红色方框）

图2-16-1　胸部X线片

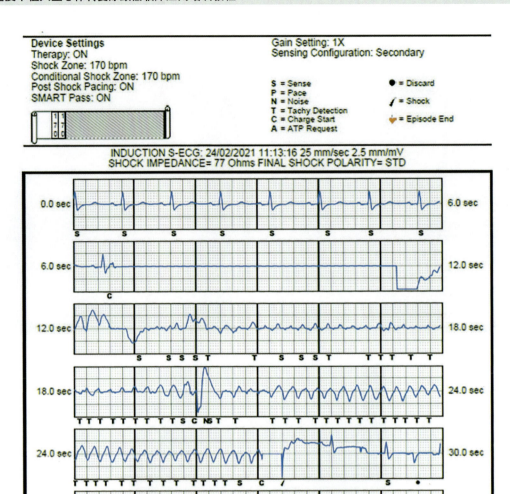

图 2-16-2　术中除颤阈值测试图

注：S. 感知；C. 充电；T. 心动过速。

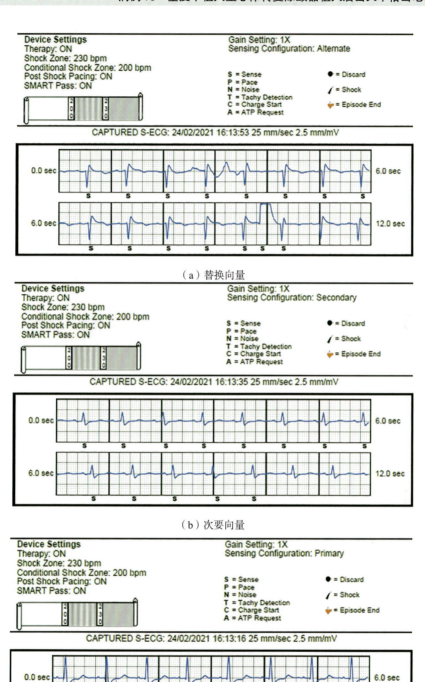

（a）替换向量

（b）次要向量

（c）主要向量

图2-16-3　术后分别采集3个心电向量

注：S. 感知。

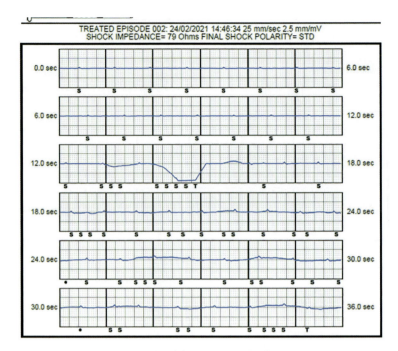

（a）放电事件 1，机器识别异常

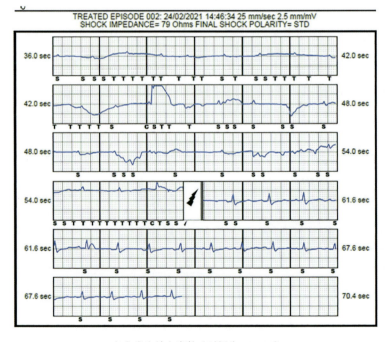

（b）发生放电事件（时间为 14：46）

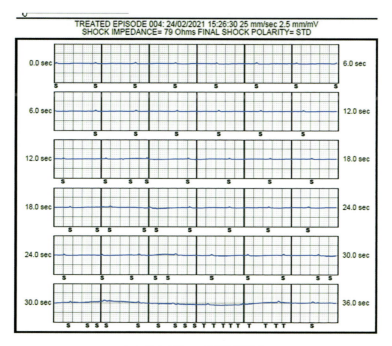

（c）放电事件2，机器识别异常

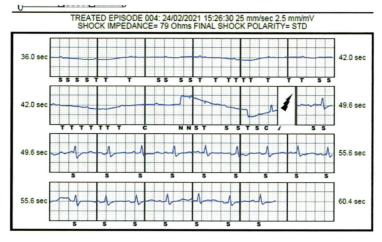

（d）发生放电事件（时间为15：26）

图2-16-4　程控仪报告

注：S.感知；T.心动过速；C.充电；N.噪声；⚡.电击。

且事件记录中感知向量次要向量振幅极小，与采集到的次要向量模板不符。

放电事件分析：①事件记录中感知向量次要向量振幅极小，与采集到的次要向量模板不符；②治疗与非治疗事件中均出现基线漂移，从而导致T波过感知现象；③治疗时患者无任何不适症状和主诉；④导线、S-ICD脉冲发生器植入位置与贴靠度良好，与植入位置无关。

【处理措施】

S-ICD植入术中，按压排气尤为重要，遇到放电事件时建议按以下措施处理。

1. 程控按压剑突切口及囊袋处时，基线漂移严重。导致基线漂移最主要的原因是感知电极端的空气残留。事件记录中次要向量振幅极小，与采集到模板不符，考虑为空气残留影响感知。多次按压剑突切口，导线体部及囊袋处后，基线趋于稳定。

2. 3个心电向量反复测试观察后，改为替换向量作为感知向量，患者后续程控，再无事件。

（张　磊）

缝线排异导致不恰当电击，导线重置后解决不恰当电击一例

【病史摘要1】

患者，女性，16岁。因"体检发现心脏杂音1年余，5天前晕厥1次"于2018年11月26日入院。超声心动图显示，室间隔明显肥厚，左心房增大，三尖瓣反流（轻度），左心室收缩功能测值正常，LVEF为81%。结合临床表现及多次彩色多普勒超声的结果，考虑为肥厚型非梗阻性心肌病，心脏性晕厥，心律失常考虑室性心律失常。综合评估患者考虑其为SCD高危患者，有再次发生晕厥，甚至猝死的风险。结合患者的年龄、无起搏治疗需求和后期导线问题，建议植入S-ICD。

【诊疗过程1】

2018年11月29日，患者在全身麻醉下行S-ICD植入术，术中给予诱颤，S-ICD成功识别并放电终止VF，胸部数字X射线摄影（digital radiography，DR）显示（图2-17-1），S-ICD位置正常，术中行DFT测试（图2-17-2），S-ICD在正确识别VF后65 J除颤转复成功，TTT

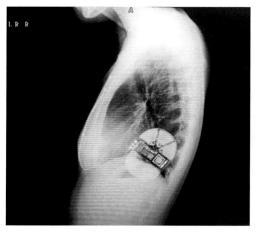
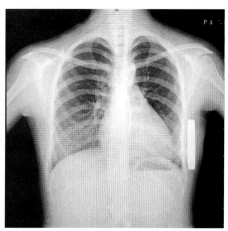

（a）侧位　　　　　　　　　　　　　　　　（b）正位

图2-17-1　术后胸部数字X射线摄影

为 10 s，手术植入 S-ICD 成功，程控 S-ICD 功能正常。

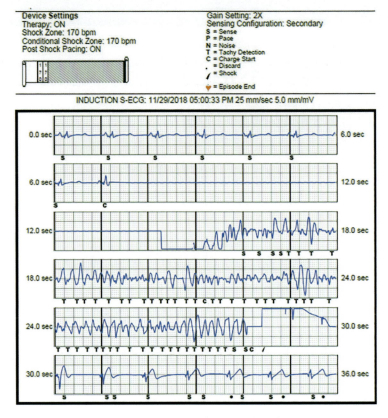

图 2-17-2　术中除颤阈值测试报告

注：S. 感知；C. 充电；T. 心动过速。

【病史摘要 2】

患者因"全皮下 ICD 植入术后 6 月余，全身反复颤抖 1 天余"于 2019 年 5 月中旬再次入院。术后患者手术 3 处切口逐渐愈合，愈合后间断有缝线从伤口外露、脱落，患者无发热，起搏器囊袋处伤口及剑突附近伤口无红肿、渗出。本次入院前 1 天，患者突发全身颤抖，胸部及上肢较剧烈，无胸闷、胸痛、恶心、呕吐，无意识障碍、晕厥，无大小便失禁。患者每次全身颤抖发作的持续时间为 2 ～ 3 s，有时能自动停止，但 1 天内可反复发作，自用磁铁贴近腋下 ICD 电极后，颤抖可停止。入院查体：体温 36.6 ℃，心率 64 次/分，呼吸 20 次/分，血压 107/56 mmHg。神志清楚，无病容，皮肤巩膜无黄染，全身浅表淋巴结未触及肿大。颈静脉正常。心界扩大，心律齐，各瓣膜区未闻及杂音。胸廓胸前区可见心脏起搏器导线外露，双肺叩诊呈清音。

【诊疗过程 2】

入院后完成 S-ICD 程控，考虑为感知异常触发多次放电。在持续心电监护下暂时关闭 S-ICD 除颤功能。患者胸骨角旁电极切口处电极头端外露，局部切口有轻微红肿，无明显的渗出。剑突下切口正常愈合，起搏器囊袋处伤口愈合，有2处皮下缝合线外露（图2-17-3）。清洗、消毒患者胸骨角处切口，然后消毒、去除外露的缝合线，并用无菌敷料覆盖。

与家属充分沟通病情并完善术前准备后，于2019年5月22日在局部麻醉下行起搏器电极伤口清创＋电极包埋术（图2-17-4）。手术过程顺利，术后患者未诉不适。伤口处用银离子敷料及无菌纱布覆盖，按期更换伤口敷料，观察敷料清洁、干燥，伤口无红肿、渗血、渗液。住院期间，S-ICD程控各项参数均在正常范围。患者病情平稳后，于2019年5月26日出院。

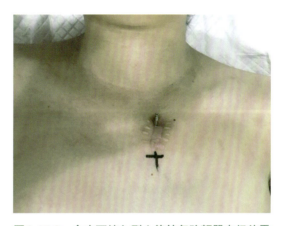

图2-17-3　全皮下植入型心律转复除颤器电极外露

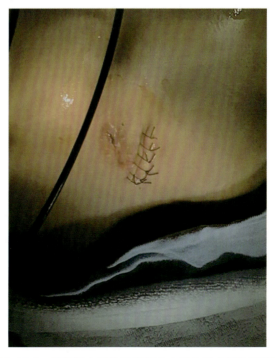

图2-17-4　起搏器电极伤口清创＋电极包埋术后伤口外观

【讨论】

患者植入S-ICD后发生电极头端外露的原因主要与患者消瘦、皮下组织薄有关。S-ICD系统有3个可选择的感知向量，当电极头端外露后，有2个感知向量出现异常（替换向量和次要向量）。患者在初次植入S-ICD后，自动和手动程控分析均选择次要向量作为感知向量。患者胸部旁电极头端外露时，电极次要向量的感知出现异常，导致误识别和多次不恰当电击。患者第2次住院时可以选择的治疗方案包括更换整根除颤电极或局部调整电极头端。采用更换整根除颤电极方案，需要重新制作切口和囊袋，对患者造成的创伤较大；但采用局部调整电极头端方案，则有发生感知不良和再次感染的风险，但如果伤口愈合良好可以避免切开囊袋。在与患者及其家属充分沟通后，选择局部调整电极头端方案，在局部清创、调整电极头端位置后，重新包埋电极。包埋电极过程中，注意电极头端外露部分应充分消毒，局部伤口充分清创，电极头端向原电极植入方向左侧偏斜（此处皮下组织比胸骨旁更丰富）做皮下切口包埋电极。包埋电极时注意避免二次手术切口在电极头端正上方，降低再次发生破溃、外露的风险。调整电极头端位置后，S-ICD系统感知恢复正常，能够准确识别和治疗（图2-17-5）。

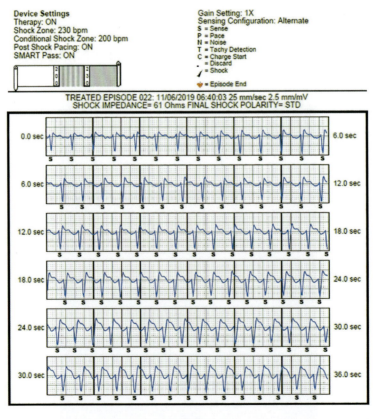

（a）感知

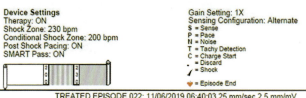

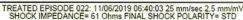

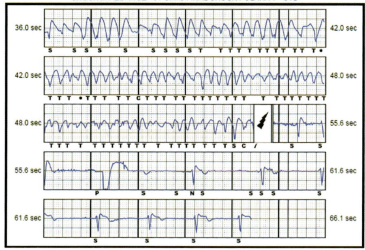

（b）识别和治疗

图 2-17-5 出院后正确放电事件

注：S. 感知；T. 心动过速；C. 充电；P. 起搏；✦. 电击。

（徐原宁）

低龄患者植入全皮下植入型心律转复除颤器长期随访一例

【病史摘要】

患儿，男性，12岁。因"发现心脏杂音12年，晕厥1次"入院。12年前体检发现心脏杂音，诊断为梗阻性肥厚型心肌病。3年前超声显示，室间隔及前壁明显增厚，最厚处约30 mm；二尖瓣前叶收缩期前向运动（systolic anterior motion，SAM）；左心室流出道内径狭窄，最窄处约3 mm，行改良扩大Morrow手术＋左心室流出道疏通术＋右心室流出道异常肌束切除术。术后口服阿替洛尔12.5 mg/次，每天3次，定期复诊，否认胸闷、胸痛及心悸。4个月前，患儿在学校爬楼梯活动中突发意识丧失，校医实施心肺复苏后转至当地医院，心电监护显示心室颤动，给予电复律后，心律转复为窦性心律。患儿病情好转后间断出现胸闷，活动时明显。

家族史：患者外曾祖父、外曾祖父之妹、祖母、父亲、2位姐姐、堂姐有肥厚型心肌病史；外曾祖父之妹猝死。基因检测显示，患儿携带肥厚型心肌病高度可疑致病突变MYH7基因c.A2464C杂合错义变异（MYH7：p.M822Lhet B级）。

查体：BMI 19.5 kg/m^2、血压118/65 mmHg，心率72次/分，心脏杂音（-），双肺清，下肢不肿。

入院检查：心电图显示为窦性心律，左心室高电压，ST-T改变；胸部X线片显示，轻度肺淤血；超声心动图显示，Morrow手术后，室壁最厚处位于心尖部，30 mm，LVEDD 48 mm、LVEF 68%，SAM征（-）；Holter显示，平均心率72次/分，未见频发PVB和VT，无2 s以上长RR间歇。

入院诊断：肥厚型心肌病，Morrow手术＋左心室流出道疏通术＋右心室流出道异常肌束切除术后，心功能Ⅰ级；心律失常，心室颤动，心肺复苏术后。

【诊疗过程】

患儿肥厚型心肌病，为心搏骤停幸存者，符合ICD植入的Ⅰ类适应证。鉴于患儿年龄、VF，无心动过缓起搏要求，故建议植入S-ICD。

2020年5月20日行S-ICD植入术。术中DFT，50 Hz诱颤，首次除颤能量65 J，除颤成功，高压除颤阻抗59 Ω。术后将美托洛尔缓释片剂量增加至95 mg，每天1次。

术后随访事件1：术后23天（2020年6月13日），患儿玩闹时突发电击事件，共2次，程控如图2-18-1所示。根据患儿电击时正在活动，且无明显心悸、胸闷等症状，以及S-ICD的事件记录，考虑为窦性心动过速被误识别为室性心律失常，遂调整药物治疗方案为美托洛尔缓释片118.75 mg（每天1次）＋伊伐布雷定5 mg（每天1次）。同时，对患儿及其家属强化避免体育活动等的宣教。

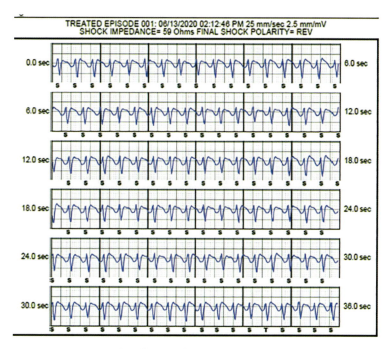

（a）第1次电击事件皮下心电图

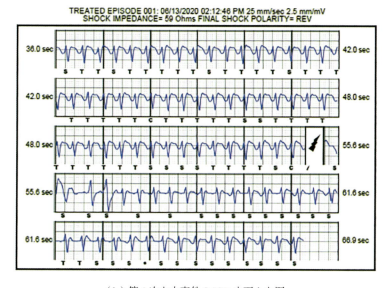

（b）第1次电击事件S-ICD皮下心电图

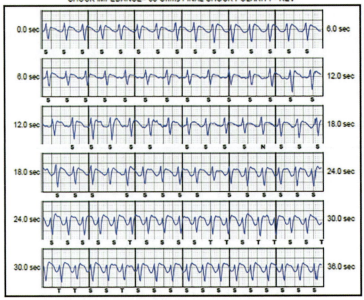

（c）第2次电击事件皮下心电图

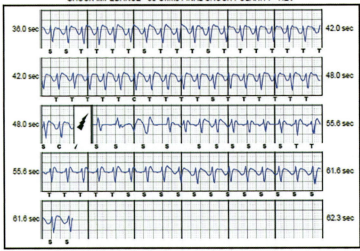

（d）第2次电击事件皮下心电图

图2-18-1　2020年6月13日S-ICD皮下心电图

注：S.感知；T.心动过速；N.噪声；C.充电；↯.电击；S-ICD.全皮下植入型心律转复除颤器。

术后随访事件2：术后38天（2020年6月28日），再次出现10次无明显诱因的电击，均在患儿步行时或静息状态下发生。紧急给予磁铁抑制S-ICD工作后就诊，S-ICD皮下心电图见图2-18-2和图2-18-3。皮下心电图可见心率逐渐增快，至频率满足室性心律失常诊断标准后，S-ICD发放电击。鉴于患者在静息状态下心率突然增快，不符合窦性心动过速的特点；而外科Morrow手术后心房增大，有发生房性心律失常的可能；故考虑存在房性心动过速。

处理措施：①加用胺碘酮，即胺碘酮与美托洛尔缓释片联合应用，按疗程逐渐调整胺碘酮的剂量；②调整S-ICD参数，即提高频率标准，将条件区和治疗区的频率标准均提高，条件区频率标准由180次/分提高至210次/分；治疗区频率标准由210次/分提高至230次/分，同时调整感知向量由替换向量为主要向量；③建议必要时可行射频消融治疗，但患儿家属拒绝。

Programmable Parameters

Current Device Settings
WARNING Therapy: OFF
Shock Zone: 210 bpm
Conditional Shock Zone: 180 bpm
Post Shock Pacing: ON
SMART Pass: ON

Gain Setting: 1X
Sensing Configuration: Alternate

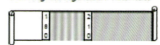

Initial Device Settings
Therapy: ON
Shock Zone: 210 bpm
Conditional Shock Zone: 180 bpm
Post Shock Pacing: ON
SMART Pass: ON

Gain Setting: 1X
Sensing Configuration: Alternate
Shock Polarity: STD

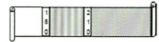

Parameter changes this session: YES

Episode Summary

Since Last Follow-Up
Untreated Episodes: 0
Treated Episodes: 4
# of Shocks Delivered: 10

Since Implant
Untreated Episodes: 0
Treated Episodes: 6
# of Shocks Delivered: 13

Battery Status

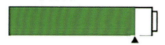

Remaining Battery Life to ERI: 86%

Electrode Impedance Status

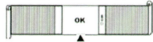

图2-18-2　2020年6月28日程控显示

注：程控显示自上一次随访后记录到4次事件，共发放10次电击；自全皮下植入型心律转复除颤器植入以来，共发生6次事件，发放13次治疗。

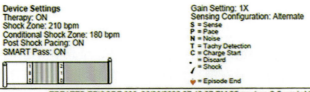

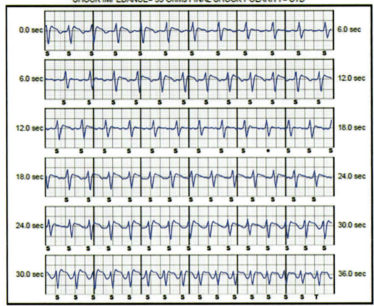

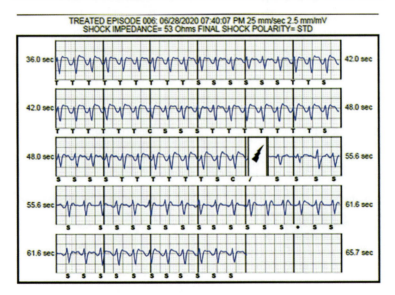

图2-18-3　2020年6月28日S-ICD皮下心电图

注：S. 感知；T. 心动过速；C. 充电；✐. 电击；S-ICD. 全皮下植入型心律转复除颤器。

术后随访事件3：术后5个月（2020年10月17日）患儿在爬楼中晕厥并摔倒，晕厥前似有心悸，醒后无不适。程控皮下心电图（图2-18-4）可见，室性早搏RonT导致的VF，S-ICD正确识别并发放电击，1次电击后转复为窦性心律。

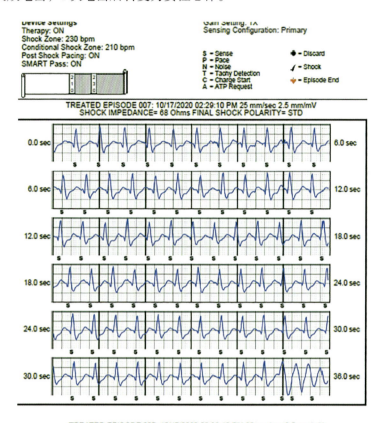

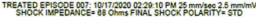

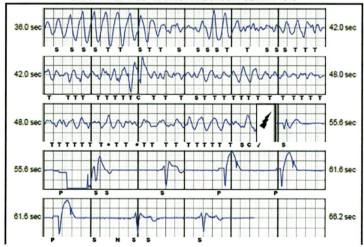

图2-18-4　2020年10月17日S-ICD皮下心电图

注：S. 感知；T. 心动过速；C. 充电；N. 噪声；✂. 电击；S-ICD. 全皮下植入型心律转复除颤器。

基于患儿出现心室颤动，故将胺碘酮进行再次负荷，继续联合应用美托洛尔缓释片，同时补钾。但考虑胺碘酮长期服用的不良反应，尤其是儿童，故在病情稳定后逐渐减量，维持用药的剂量：美托洛尔缓释片95 mg（每天1次）＋胺碘酮200 mg（每天1次）＋氯化钾1 g（每天2次）。

术后随访事件4：术后1年4个月（2021年9月15日）时，患儿在快速爬楼过程中晕厥并摔倒，数秒后自行苏醒。S-ICD皮下心电图显示（图2-18-5），心室颤动由S-ICD正确识别后

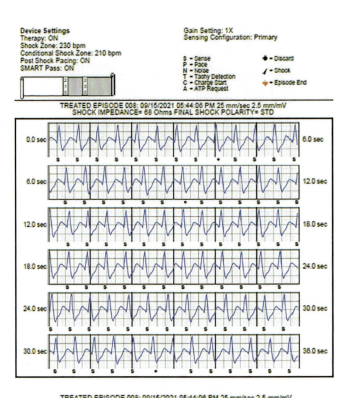

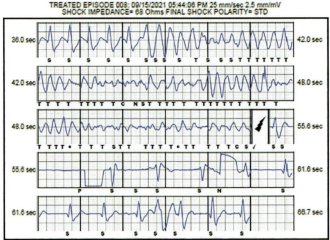

图2-18-5　2021年9月15日S-ICD皮下心电图

注：S. 感知；T. 心动过速；C. 充电；⚡. 电击；N. 噪声；S-ICD. 全皮下植入型心律转复除颤器。

放电转复为窦性心律。

患儿规律口服胺碘酮＋β受体阻滞剂仍会出现室性心律失常，故需调整药物治疗剂量。Holter显示平均心率为63次/分，推测β受体阻滞剂和胺碘酮加量的空间已不大；Holter中可见间歇性的束支阻滞，可能会影响S-ICD皮下信号的正确识别；考虑到胺碘酮长期应用会引起的不良反应，故未再重新负荷并加量胺碘酮。患儿的治疗方案如下：①健康宣教，包括控制活动量等；②将美托洛尔缓释片加量至118.75 mg，每天1次；胺碘酮的维持剂量（200 mg，每天1次）；③交代病情，若在规范药物治疗情况下，仍反复出现恶性心律失常，必要时考虑心脏移植；④再次程控S-ICD，优化感知向量，最终仍选择主要向量。此后随访，患者未再出现电击事件。

【讨论】

肥厚型心肌病即便已行肥厚心肌切除术，仍可出现恶性心律失常。此患儿系心搏骤停幸存者，是植入ICD预防猝死的Ⅰ类适应证。同时，因无心动过缓起搏和CRT治疗要求，符合S-ICD植入的Ⅱa类适应证。但患儿仅12岁，仍处于生长发育阶段，S-ICD在儿童中的应用经验尚有待进一步积累。

患儿曾出现室上性心律失常（窦性心动过速、房性心动过速）导致的S-ICD不恰当电击，第2次随访时不恰当电击甚至出现多达10次。此时，急诊处理可以采用磁铁暂停S-ICD的功能，同时需加强对患者的健康宣教；针对室上性心律失常采取措施，如药物治疗，必要时进行射频消融治疗；优化S-ICD的参数（室性心律失常的频率、优化感知向量等），尽可能减少电击，尤其是不恰当电击。

患者出现2次S-ICD正确识别VF事件，通过发放1次80 J能量后均成功转复心律，挽救了患者生命。针对室性心律失常，可供选择的抗心律失常药物包括胺碘酮和β受体阻滞剂，但患者后期在药物治疗中的平均心室率较前减慢，且出现频率依赖性束支传导阻滞，同时考虑大量长期服用胺碘酮会引起不良反应，药物剂量的调整受限，故而仅加量β受体阻滞剂，继续联合应用胺碘酮（200 mg，每天1次）。药物治疗导致束支传导阻滞日后可能成为引起不恰当电击的隐患，且药物治疗效果不佳也会再次导致恶性心律失常，但幸运的是，患者未再出现电击事件。

（牛红霞）

病例19

感染性心内膜炎，电极导线拔除后植入全皮下植入型心律转复除颤器一例

【病史摘要】

患者，女性，36岁。因"反复晕厥30年，TV-ICD植入术后12年，间断发热1个月"入院。患者30年前被诊断为长QT间期综合征，接受β受体阻滞剂治疗，服药期间间断有晕厥发作。12年前于外院行经TV-ICD植入术（左侧），术后患者仍间断发作晕厥，TV-ICD腔内电图显示，晕厥发作为多形性VT，为VF所致，TV-ICD电击治疗后转复为窦性心律。6年前因电池耗竭更换TV-ICD，更换后出现囊袋感染。在行局部清创后，于对侧植入TV-ICD（右侧，图2-19-1），之后左侧旷置电极导线区域反复感染、流脓。1个月前患者出现寒战、高热，外院血培养检查结果为阳性。入院检查：经胸、经食管超声心动图等检查显示，心腔内可见多处赘生物，心房、心室电极导线和右心房壁均存在且直径大（最大3.5 cm×2.1 cm）。血培养结果提示金黄色葡萄球菌。入院诊断：感染性心内膜炎。

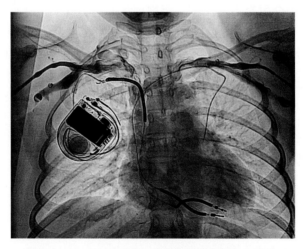

图2-19-1　TV-ICD植入术后患者胸部正位X线片

注：TV-ICD. 经静脉植入型心律转复除颤器；左侧锁骨下静脉可见植入单腔单线圈 TV-ICD，脉冲发生器已经去除，局部电极被离断包埋。右侧锁骨下区域植入双腔双线圈 TV-ICD。

【诊疗过程】

鉴于患者ICD除颤电极植入时间长（12年）、心腔内赘生物多，经心外科、心内科联合会诊后，建议行外科电极拔除术。择日行外科开胸电极导线拔除术，术中探查可见ICD导线附着巨大赘生物，长约6 cm，直径约2.5 cm（图2-19-2），跨越三尖瓣瓣口，与瓣叶无粘连，完整取出右心室内电极导线及附着赘生物。患者术后恢复良好，继续给予抗感染治疗6周。鉴于患者确诊为长QT间期综合征，行S-ICD植入术，术后胸部X线片见图2-19-3。后经过随访发现，患者仍间断出现心悸，S-ICD能正确识别VT、VF的发作，并给予除颤治疗（图2-19-4）。

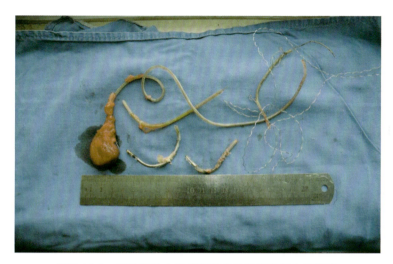

图2-19-2 拔除后的电极导线赘生物及拔除的电极导线

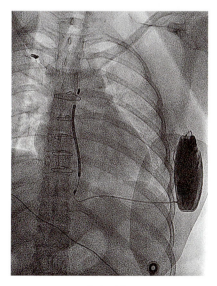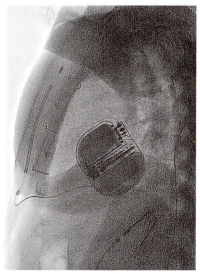

（a）正位　　　　　　　　　　　　　（b）左侧位

图2-19-3 植入S-ICD正位及左侧位胸部X线片

注：S-ICD. 全皮下植入型心律转复除颤器。

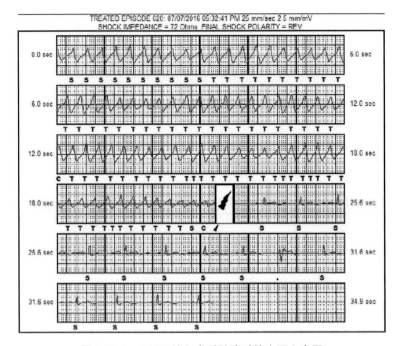

图2-19-4　S-ICD植入术后随访时的皮下心电图

注：S. 感知；T. 心动过速；C. 充电；✦. 电击；S-ICD. 全皮下植入型心律转复除颤器。S-ICD 能够识别室性心动过速、心室颤动发作，并给予除颤治疗。

【讨论】

本例患者为年轻女性，有长QT间期综合征、多形性VT及VF史，更换TV-ICD后反复出现囊袋感染，导致感染性心内膜炎，在多学科会诊后行外科电极导线拔除术，感染控制后行S-ICD植入术。患者确诊为长QT间期综合征，植入TV-ICD后出现囊袋感染，而反复的清创及非手术治疗导致感染性心内膜炎。该例患者给临床的提示是一旦出现囊袋感染应及时正确地处理。囊袋感染是拔除电极导线的一类指征，反复的清创或离断电极导线行对侧植入的治疗策略是错误的。另外，该患者在电极导线拔除术后面临再次植入的选择。众所周知，长QT间期综合征为遗传性心律失常，临床表现为VT、VF导致晕厥，甚至猝死。该患者无心动过缓、心功能不全，无CRT植入适应证，符合S-ICD植入Ⅰ类适应证。综上所述，遗传性心律失常的患者，经过临床评估符合ICD植入适应证，且无心动过缓、无CRT植入适应证，故首选的治疗策略为植入S-ICD。

（昃　峰）

全皮下植入型心律转复除颤器更换一例

【病史摘要】

患者，女性，31岁。因"间断意识丧失15年，再发1次"于2018年11月8日入院。患者15年内反复无明显诱因出现意识丧失，部分与劳累有关，多在夜间或凌晨发作，持续数十秒至数分钟后可自行恢复意识。患者有明确猝死家族史。入院检查：心电图显示，QT间期延长，最长为623 ms，超声心动图未见异常，基因检测提示KCNH2 p.Y427H突变。患者不规律口服盐酸普萘洛尔（20 mg/1次，每天3次）、美西律（150 mg/1次，每天3次）。入院诊断先天性长QT间期综合征-2型。考虑患者的年龄小需要起搏功能，经会诊评估后建议行S-ICD植入术。

【诊疗过程】

2018年11月13日，患者在全身麻醉下行S-ICD植入术，术中DFT测试采用50 Hz，200 mA交流电诱发，尝试诱发12次均未能诱发出持续性VT/VF；10 J小能量电击测试除颤阻抗55 Ω，Praetorian评分为30分，术后胸部X线片见图2-20-1。

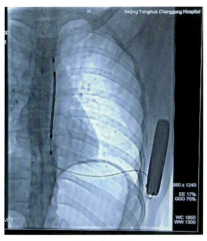
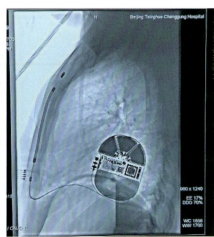

（a）正位影像 　　　　　　　　　　　　（b）左侧位影像

图2-20-1　术后胸部X线片

2019年4月14日，患者发生放电事件，S-ICD存储的事件记录显示，2019年4月14日早上8时30分左右，患者发生尖端扭转型VT，S-ICD一次电击后转复为窦性心律，除颤阻抗为62 Ω（图2-20-2）。

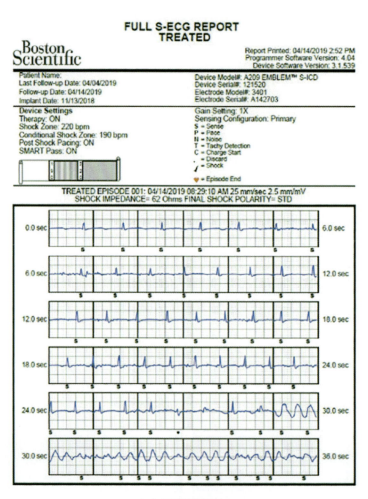

（a）室速事件记录

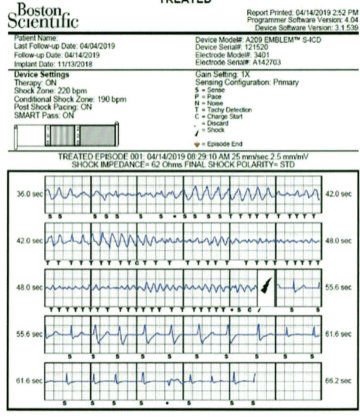

（b）放电转复记录

图2-20-2　2019年4月14日S-ICD存储的事件记录

注：S. 感知；T. 心动过速；C. 充电；✦.电击；S-ICD. 全皮下植入型心律转复除颤器。

2020年8月19日，患者再次发生放电事件，S-ICD存储的事件记录显示，2020年8月19日早上6时30分左右患者发生尖端扭转型VT，一次电击后疑似出现心脏停搏，随后S-ICD进行除颤后起搏，除颤阻抗为5 Ω（图2-20-3）。考虑低除颤阻抗可能提示S-ICD完整性已损坏，遂于2020年8月26日将原S-ICD系统取出，并植入新的S-ICD。

2022年5月27日，患者于早上5时30分左右发生尖端扭转型VT，一次电击成功转复为窦性心律，除颤阻抗为75 Ω（图2-20-4）。

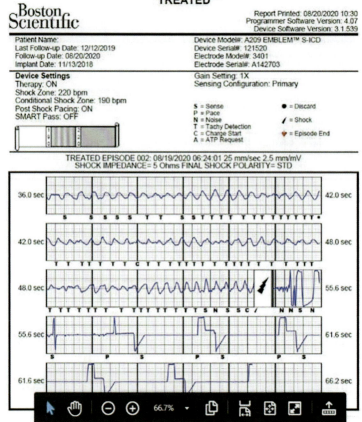

图2-20-3　2020年8月19日S-ICD存储的事件记录

注：S-ICD. 全皮下植入型心律转复除颤器；S. 感知；T. 心动过速；C. 充电；N. 噪声；P. 起搏；✓. 电击。

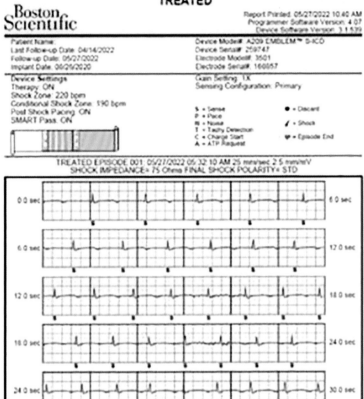

（a）0～30s（发作）

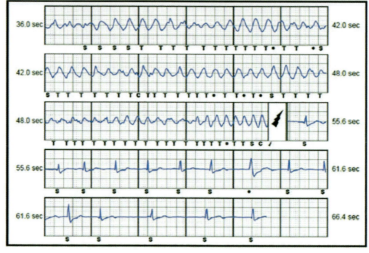

（b）30～60s（识别—放电治疗—复律的过程）

图2-20-4　2022年5月27日S-ICD存储的事件记录

注：S.感知；C.充电；T.心动过速；↯.电击；S-ICD.全皮下植入型心律转复除颤器。

【讨论】

由于S-ICD的植入位置在胸腔外肌层下，避免了绝大部分传统TV-ICD可能面临的心脏穿孔、血气胸、导线脱位、导线穿孔、周围静脉闭塞等并发症。

TV-ICD在电极故障或感染后拔除过程中，可引起沿途锁骨下静脉-上腔静脉的撕裂、心脏穿孔和电极断裂等；电极表面的血栓、瘢痕组织/赘生物等脱落又可导致栓塞并发症。而S-ICD的植入位置全部位于皮下，不进入血管和心腔，故在出现系统故障、感染等需要取出时，手术操作相对简单，手术风险小且费用低。

（张　萍）

病例 21

经静脉心律转复除颤器感染拔除后，植入无导线起搏器＋全皮下植入型心律转复除颤器一例

【病史摘要1】

患者，女性，30岁。2023年4月9日，因"恶心呕吐"至外院就诊，心肌酶升高，心电图显示，窦性心律、三度房室传导阻滞、交界性逸搏心律，冠脉CTA未见明显狭窄，心脏多普勒彩色超声提示，LVEF为19%，拟诊为暴发性心肌炎，心源性休克合并多器官功能衰竭。给予机械通气、主动脉内球囊反搏（intra-aortic balloon pump，IABP）、体外膜氧合（extracorporeal membrane oxygenation，ECMO）、激素冲击等治疗。2023年4月18日，患者突发心室颤动，经胸外按压及电除颤后恢复窦性心律，植入临时起搏器，经治疗LVEF恢复至60%，但三度房室传导阻滞未恢复，于2023年5月8日植入双腔ICD。

2023年6月4日，患者发现ICD囊袋切口红肿伴渗液，因此第2次住院，给予万古霉素抗感染、囊袋清创缝合。2023年9月22日，患者因"发热1周，晕厥3次"第3次入院，血培养检出金黄色葡萄球菌，拟诊为"脓毒症性休克，CIED感染"。于2023年9月27日行"CIED装置拔除术"。术中拔除右心房电极和脉冲发生器，右心室电极未能成功拔除。为求进一步治疗遂转入上级医院。

【诊疗过程1】

入院后完善检查。

心电图显示：窦性心律、三度房室传导阻滞、交界性逸搏心律、频发室性早搏，QT间期延长（图2-21-1）。心脏多普勒彩色超声显示，电极右房段及三尖瓣低回声，赘生物形成（最大径为10 mm×6 mm）；三尖瓣中-重度反流；左、右心室收缩功能正常（图2-21-2）。床边胸部X线片显示：①心脏增大，以左室增大为著，电极约位于心室位置。②双肺炎症，右下肺为著，右侧少量胸腔积液（图2-21-3）。

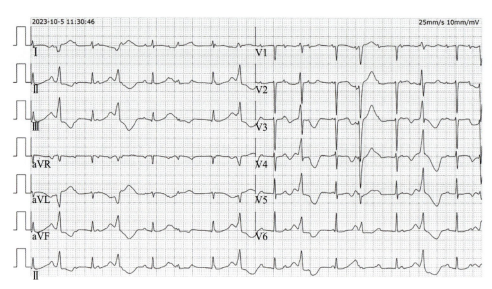

图 2-21-1　患者第 3 次入院后心电图

M型及二维测值					DOPPLER检查	左室功能		右室功能	
AOR	17 mm	RVDd	20 mm	MV-E	96 cm/s	EF	66 %	RVFW	4 mm
AAO	22 mm	IVSd	8 mm	MV-A		FS	36 %	TAPSE	21 mm
LA	36 mm	LVDd/s	46/29 mm	TR	315 cm/s	SV	64 ml	S'-TA	13 cm/s
PA	18 mm	LVPWd	8 mm	AV	168 cm/s	EDV		IVC	18 mm
RA(4CV)	43 mm	RV(4CV)	45 mm	PV	104 cm/s	ESV		ICR	>50 %

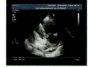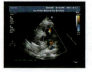

超声所见：

右房、右室增大，左房偏大，左室内径正常范围。室间隔及左室壁厚度正常、收缩幅度尚可，整体运动欠协调。右室壁厚度及运动正常。升主动脉、主肺动脉未见明显异常。右房室腔内探及电极回声，电极右房段粗糙，其上见数处松散低回声小团块附着（较大者约8mm×3mm）；三尖瓣后叶上亦见等回声团块（大小约10mm×6mm），三尖瓣关闭不拢；二尖瓣瓣叶松软，前叶瓣尖收缩期略脱向左房，瓣叶对合欠佳；余瓣膜形态、结构未见明显异常。心包腔见液性暗区：左室侧1~2mm，右房旁3mm。

多普勒检查：探及二尖瓣、三尖瓣、肺动脉瓣反流束，估测PASP约45mmHg。二尖瓣环室间隔侧TDI频谱示：单峰（心律不齐）。

超声提示：

CIED置入术后，电极右房段及三尖瓣上所见低回声，考虑赘生物可能，血栓待排，请结合临床；

三尖瓣中-重度反流；轻度肺高压可能；

二尖瓣轻-中度反流；

肺动脉瓣轻度反流；

微量心包积液；

左室射血分数大致正常；右室壁厚度及运动正常。

诊断医生：

记录医生：

检查时间：　2023-10-07

图 2-21-2　患者第 3 次入院后心脏彩色多普勒超声报告

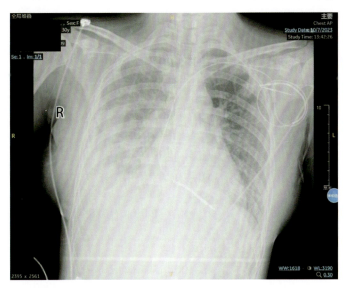

图2-21-3　患者第3次入院后床边胸部X线片

【病史摘要2】

2023年10月7日，患者院内突然出现头晕，后出现意识丧失，伴抽搐，心电监护显示，多形性室性心动过速、心室颤动。立即予胸外按压、电除颤后患者意识转清。复查心电图显示，QT 450 ms，考虑为不排除尖端扭转性室性心动过速可能，予停用莫西沙星，予硫酸镁静脉滴注，调整异丙肾上腺素走速至12 ml/h。并加强补钾治疗。

2023年10月11日，行右心室除颤电极拔除术。2023年10月19日，再次发生室性心动过速、心室颤动10次，行气管插管、临时起搏器植入。2023年10月24日，胸腔积液常规化验，胸腔积液提示渗出液，胸腔积液细菌培养结果呈阴性，胸腔积液宏基因组二代测序（metagenomic next-generation sequen cing，mNGS）显示，金黄色葡萄球菌，相对丰度为7.29%。

诊断：

1. CIED植入后感染性心内膜炎（A＋B型）、三尖瓣重度关闭不全、慢性心力衰竭、脓毒性败血症、感染性休克。

2. 心律失常：窦性心律、三度房室传导阻滞、交界性逸搏心律、心室颤动电除颤后。

3. 右肺肺脓肿、右侧脓胸、双肺下叶肺不张。

4. 暴发性心肌炎恢复期。

给予积极抗感染后（万古霉素、思福妥、利福平、科赛斯），病情稳定，心室颤动未再发作。考虑患者有感染性心内膜炎病史，经与患者及家属充分沟通，拟行无导线起搏器＋S-ICD植入术。

患者自2023年11月9日开始未再发热，2023年12月5日复查心脏彩色多普勒超声显示，心尖赘生物消失。

2023年12月6日，行无导线起搏器（Micra™）植入术，选择植入于高位间隔位置（图2-21-4）。术后进行S-ICD筛查，胸骨左右侧、仰卧位和坐立位均通过2个向量的筛选：主要向量、次要向量（图2-21-4）。

2023年12月11日，行S-ICD植入术（图2-21-5）。术中行DFT测试，65 J一次转复成功，TTT时间约为13 s（图2-21-6），术程顺利。S-ICD感知良好。术前、术后无导线起搏器参数良好（图2-21-7）。

结果汇总

导线位置	胸骨左缘			
连接	仰卧位	站立/坐下	其他1	其他2
主要的	是	是	是	是
次要的	是	是	是	是
替换的	是	失败	失败	失败

图2-21-4　植入无导线起搏器后S-ICD筛查结果

注：S-ICD. 全皮下植入型心律转复除颤器。

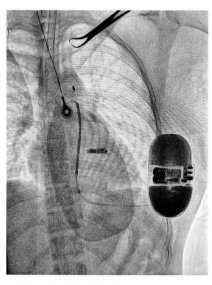

（a）正位

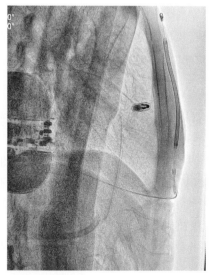

(b) 侧位

图2-21-5　术后胸部X线片

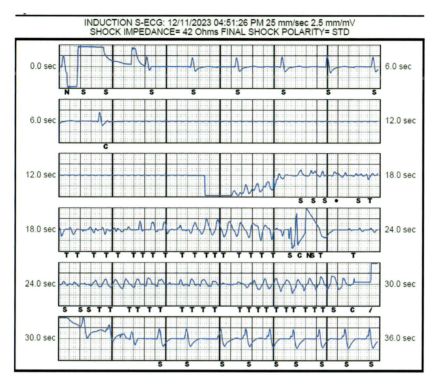

图 2-21-6　除颤阈值测试

注：S.感知；N.噪声；C.充电；T.心动过速；⚡.电击。

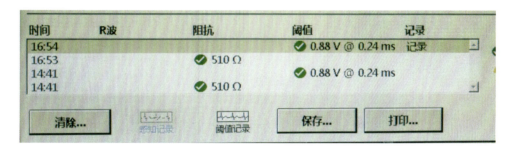

图 2-21-7　无导线起搏器术前、术后的参数

2024年3月7日患者门诊随访。S-ICD和无导线起搏器参数良好（图2-21-8）。诊疗过程图见图2-21-9。

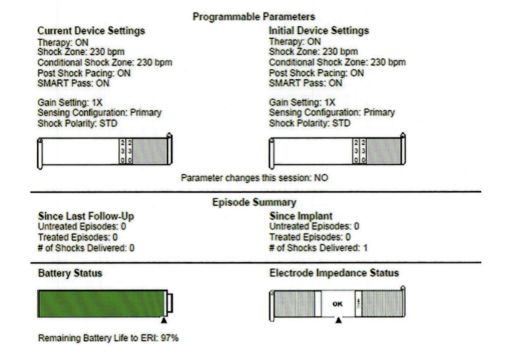

（a）S-ICD 随访报告的参数

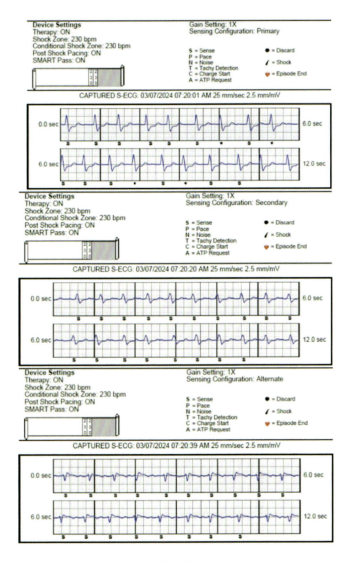

（b）各向量感知良好

图2-21-8　2024年3月7日S-ICD随访报告

注：S.感知；S-ICD.全皮下植入型心律转复除颤器。

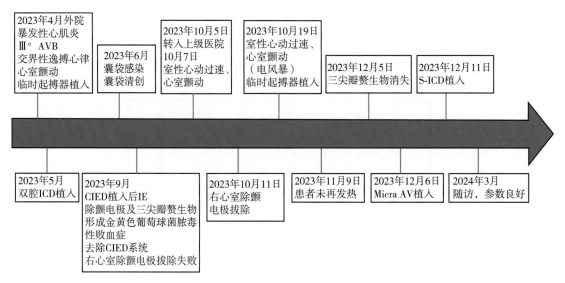

图 2-21-9　诊疗过程图

注：AVB. 三度房室传导阻滞；ICD. 植入型心律转复除颤器；S-ICD. 全皮下植入型心律转复除颤器；CIED. 心血管植入型电子器械。

【讨论】

根据2023年美国心脏联盟（American Heart Association，AHA）的科学声明，高感染风险、起搏依赖的猝死高危患者推荐植入无导线起搏器＋S-ICD是合理的。

S-ICD对无导线起搏器感知的影响：S-ICD日常工作不发放脉冲，对无导线起搏器的感知无影响；S-ICD电击对无导线起搏器影响：国内外均有S-ICD和CIED联合应用的案例。S-ICD术中应进行诱颤除颤，检查无导线诱颤除颤前后参数的变化，以确保正常工作。

无导线起搏器对S-ICD的影响：无导线起搏器起搏波形。起搏后的宽QRS波可能会引起S-ICD双重、三重计数，需考虑无导线起搏器的植入位置及输出电压。S-ICD筛查结果考虑：通过，无导线起搏器和S-ICD进行常规设置；如不通过，可通过调整参数：无导线起搏器上限跟踪频率设置为最高70次/分，S-ICD提高检测频率至230次/分，单区治疗-保障对心室颤动及时有效治疗的同时，最大限度避免不恰当电击事件的发生。

（周淑娴　杨　莹）

附录

全皮下植入型心律转复除颤器主要产品参数配件及更换指标

附表1　全皮下植入型心律转复除颤器主要参数、可程控选项及默认值

参数名称	可程控选项	默认值
Shock zone 电击区	170～250次/分	220次/分
Conditional shock zone 条件电击区	OFF，170～240次/分（如果打开，比电击区至少低10次/分）	200次/分
Post-shock pacing 电击后起搏	ON，OFF	OFF
Sensing configuration 感知设置	Primary/secondar/alternate（主要向量/次要向量/替换向量）	Primary（主要向量）
Gain 增益	x1（±4 mV）/x2（±2 mV）	x1
Manual shock 手动电击	10～80 J	80 J
Smart Charge 智能充电	Reset	0
Polarity 除颤极性	STD/REV 标准/反转	STD 标准
AF Monitor 心房颤动监测	ON，OFF	ON
MRI Protection Time-out 磁共振保护模式自动退出	6 h、9 h、12 h、24 h	6 h
Set Beeper Function 蜂鸣器功能	Enable/Disable Beeper 打开/关闭	打开

附表2　全皮下植入型心律转复除颤器参数名称及数值（不可程控）

参数名称	数值（不可程控）
Delivered Energy 释放能量	80 J
Shock Tilt（%）斜率	50%
Waveform Type 波形	Biphasic 双相
Maximum Number of Shocks per Episode 每个事件最多电击次数	5次

续　表

参数名称	数值（不可程控）
Sync Time Out 同步电击时间窗	1 s
Minimum Sensing Threshold 最大感知灵敏度	0.08 mV
Pacing Rate 起搏频率	50次/分
Pacing Output 起搏输出	200 mA
Pacing Duration 起搏时间	30 s
Runaway Protection 奔逸保护频率	120次/分
Automatic Capacitor Reformation Interval 自动电容器重整间期	4个月
Treated Episodes 治疗事件	最多记录20个
Untreated Episodes & SMART Pass 未治疗事件/SMART Pass事件	最多记录15个
AF 心房颤动事件	最多记录7个
Maximum Length per S-ECG Episode 每个事件记录S-ECG最大时间	128 s
Captured S-ECG Report 手动记录S-ECG最大个数	50个（每个12 s）

附表3　Marker标记及其含义

Marker标记	代表含义
C	充电确认/放电确认
S	感知信号
N	噪声信号
P	起搏信号
T	心动过速信号
·	过度计数信号
♥	转复
⚡	电击

附表4　全皮下植入型心律转复除颤器更换指标

更换指标（elective replacement indicator，ERI）	如果连续2次测试的电池电压低于设备的ERI校准常数，S-ICD会触发ERI警告并提醒患者。用程控仪进行询问时，S-ICD将发出警告，提醒已到达ERI点，需要尽快更换脉冲发生器。在ERI状态下，仍可以进行3个月的监测和最多6次放电治疗
装置电池耗竭（end of life，EOL）	如果连续2次测试的电池电压低于设备的EOL校准常数，S-ICD会触发EOL警告并提醒患者。用程控仪进行询问时，S-ICD将发出警告，提醒已到达EOL点。或者ERI后，3个月倒计时结束，机器进入EOL。需要立即更换脉冲发生器

注：S-ICD. 全皮下植入型心律转复除颤器。

（王晓星　王　玮　王国洋）

［1］ PRIORI S G, BLOMSTRÖM-LUNDQVIST C, MAZZANTI A, et al. 2015 ESC guidelines for the management of patients with ventricular arrhythmias and the prevention of sudden cardiac death: the task force for the management of patients with ventricular arrhythmias and the prevention of sudden cardiac death of the European Society of Cardiology（ESC）. Endorsed by: Association for European Paediatric and Congenital Cardiology（AEPC）［J］. Eur Heart J, 2015, 36（41）: 2793-2867.

［2］ AL-KHATIB S M, STEVENSON W G, ACKERMAN M J, et al. 2017 AHA/ACC/HRS guideline for management of patients with ventricular arrhythmias and the prevention of sudden cardiac death: executive summary: a report of the American College of Cardiology/American Heart Association Task Force on Clinical Practice Guidelines and the Heart Rhythm Society［J］. Heart Rhythm, 2018, 15（10）: e190-e252.

［3］ NOGAMI A, KURITA T, ABE H, et al. JCS/JHRS 2019 guideline on non-pharmacotherapy of cardiac arrhythmias［J］. Circ J, 2021, 85（7）: 1104-1244.

［4］ 中华医学会心电生理和起搏分会, 中国医师协会心律学专业委员会. 植入型心律转复除颤器临床应用中国专家共识（2021）［J］. 中华心律失常学杂志, 2021, 25（4）: 280-299.

［5］ 中华医学会心电生理和起搏分会, 中国医师协会心律学专业委员会. 全皮下植入型心律转复除颤器中国专家共识（2023）［J］. 中华心律失常学杂志, 2023, 27（5）: 376-389.

［6］ WEISS R, KNIGHT B P, GOLD M R, et al. Safety and efficacy of a totally subcutaneous implantable-cardioverter defibrillator［J］. Circulation, 2013, 128（9）: 944-953.

［7］ LAMBIASE P D, BARR C, THEUNS D A, et al. Worldwide experience with a totally subcutaneous implantable defibrillator: early results from the EFFORTLESS S-ICD Registry［J］. Eur Heart J, 2014, 35（25）: 1657-1665.

［8］ GOLD M R, AASBO J D, EL-CHAMI M F, et al. Subcutaneous implantable cardioverter-defibrillator post-approval study: clinical characteristics and perioperative results［J］. Heart Rhythm, 2017, 14（10）: 1456-1463.

［9］ KNOPS R E, OLDE NORDKAMP L, DELNOY P, et al. Subcutaneous or transvenous defibrillator therapy［J］. N Engl J Med, 2020, 383（6）: 526-536.

［10］ GOLD M R, LAMBIASE P D, EL-CHAMI M F, et al. Primary results from the understanding outcomes with the S-ICD in primary prevention patients with low ejection fraction（UNTOUCHED）trial［J］. Circulation, 2021, 143（1）: 7-17.

［11］ LAMBIASE P D, THEUNS D A, MURGATROYD F, et al. Subcutaneous implantable cardioverter-defibrillators: long-term results of the EFFORTLESS study［J］. Eur Heart J, 2022, 43（21）: 2037-2050.

［12］ HEALEY J S, KRAHN A D, BASHIR J, et al. Perioperative safety and early patient and device outcomes among subcutaneous versus transvenous implantable cardioverter defibrillator implantations: a randomized, multicenter trial［J］. Ann Intern Med, 2022, 175（12）: 1658-1665.

［13］ BOERSMA L, BARR C, KNOPS R, et al. Implant and midterm outcomes of the subcutaneous implantable cardioverter-defibrillator registry: the EFFORTLESS study［J］. J Am Coll Cardiol, 2017, 70（7）: 830-841.

［14］ GOLD M R, THEUNS D A, KNIGHT B P, et al. Head-to-head comparison of arrhythmia discrimination performance of subcutaneous and transvenous ICD arrhythmia detection algorithms：the START study［J］. J Cardiovasc Electrophysiol，2012，23（4）：359-366.

［15］BROUWER T F，KNOPS R E，KUTYIFA V，et al. Propensity score matched comparison of subcutaneous and transvenous implantable cardioverter-defibrillator therapy in the SIMPLE and EFFORTLESS studies［J］. Europace，2018，20（FI2）：f240-f248.

［16］RORDORF R，CASULA M，PEZZA L，et al. Subcutaneous versus transvenous implantable defibrillator：an updated meta-analysis［J］. Heart Rhythm，2021，18（3）：382-391.

［17］李钊敏，孙星星，等. 老年阵发性心房颤动患者非肺静脉触发灶的临床特征及随访结果［J］. 中华心律失常学杂志，2024，28（1）：73-78.

［18］李明辉，张磊，梁义秀，等. 全皮下植入型心律转复除颤器植入技术安全性及有效性的单中心分析［J］. 中华心律失常学杂志，2020，24（6）：566-570.

［19］华伟，宿燕岗，汤宝鹏，等. 全皮下植入型心律转复除颤器国内多中心临床应用随访分析［J］. 中华心律失常学杂志，2020，24（6）：556-560.

［20］RICCIARDI D，ZIACCHI M，GASPERETTI A，et al. Clinical impact of defibrillation testing in a real-world S-ICD population：data from the ELISIR registry［J］. J Cardiovasc Electrophysiol，2021，32（2）：468-476.

［21］QUAST A，BAALMAN S，BROUWER T F，et al. A novel tool to evaluate the implant position and predict defibrillation success of the subcutaneous implantable cardioverter-defibrillator：the PRAETORIAN score［J］. Heart Rhythm，2019，16（3）：403-410.

［22］QUAST A，BAALMAN S，BETTS T R，et al. Rationale and design of the PRAETORIAN-DFT trial：a prospective randomized comparative trial of subcutaneous implantable cardioverter-defibrillator implantation with and without defibrillation testing［J］. Am Heart J，2019，214：167-174.

［23］THEUNS D，BROUWER T F，JONES P W，et al. Prospective blinded evaluation of a novel sensing methodology designed to reduce inappropriate shocks by the subcutaneous implantable cardioverter-defibrillator［J］. Heart Rhythm，2018，15（10）：1515-1522.

［24］ISHIDA Y，SASAKI S，TOYAMA Y，et al. A novel screening test for inappropriate shocks due to myopotentials from the subcutaneous implantable cardioverter-defibrillator［J］. Heart Rhythm O$_2$，2020，1（1）：27-34.

［25］SANTUCCI L M，SAPUTO F A，VERTICELLI L，et al. Inappropriate shocks in a patient with subcutaneous ICD and transvenous pacemaker：is it as it seems?［J］. Pacing Clin Electrophysiol，2016，39（8）：873-875.

［26］KUSCHYK J，STACH K，TÜLÜMEN E，et al. Subcutaneous implantable cardioverter-defibrillator：first single-center experience with other cardiac implantable electronic devices［J］. Heart Rhythm，2015，12（11）：2230-2238.

［27］HUANG J，PATTON K K，PRUTKIN J M. Concomitant use of the subcutaneous implantable cardioverter defibrillator and a permanent pacemaker［J］. Pacing Clin Electrophysiol，2016，39（11）：1240-1245.

［28］RöGER S，RUDIC B，AKIN I，et al. Long-term results of combined cardiac contractility modulation and subcutaneous defibrillator therapy in patients with heart failure and reduced ejection fraction［J］. Clin Cardiol，2018，41（4）：518-524.

［29］KHANRA D，HAMID A，PATEL P，et al. A real-world experience of subcutaneous and transvenous implantable cardiac defibrillators-comparison with the PRAETORIAN study［J］. J Arrhythm，2022，38（2）：199-212.

[30] GROH C A, SHARMA S, PELCHOVITZ D J, et al. Use of an electrocardiographic screening tool to determine candidacy for a subcutaneous implantable cardioverter-defibrillator [J]. Heart Rhythm, 2014, 11（8）: 1361-1366.

[31] RANDLES D A, HAWKINS N M, SHAW M, et al. How many patients fulfil the surface electrocardiogram criteria for subcutaneous implantable cardioverter-defibrillator implantation? [J]. Europace, 2014, 16（7）: 1015-1021.

[32] DROGHETTI A, BASSO RICCI E, SCIMIA P, et al. Ultrasound-guided serratus anterior plane block combined with the two-incision technique for subcutaneous ICD implantation [J]. Pacing Clin Electrophysiol, 2018, 41（5）: 517-523.

[33] MILLER M A, GARG J, SALTER B, et al. Feasibility of subcutaneous implantable cardioverter-defibrillator implantation with opioid sparing truncal plane blocks and deep sedation [J]. J Cardiovasc Electrophysiol, 2019, 30（1）: 141-148.

[34] KNOPS R E, BROUWER T F, BARR C S, et al. The learning curve associated with the introduction of the subcutaneous implantable defibrillator [J]. Europace, 2016, 18（7）: 1010-1015.

[35] STILES M K, FAUCHIER L, MORILLO C A, et al. 2019 HRS/EHRA/APHRS/LAHRS focused update to 2015 expert consensus statement on optimal implantable cardioverter-defibrillator programming and testing [J]. Europace, 2019, 21（9）: 1442-1443.

[36] TJONG F, KOOP B E. The modular cardiac rhythm management system: the EMPOWER leadless pacemaker and the EMBLEM subcutaneous ICD [J]. Herzschrittmacherther Elektrophysiol, 2018, 29（4）: 355-361.

[37] TJONG F V Y, KNOPS R E, SWACKHAMER B, et al. Device-device communication stability of leadless anti-tachycardia pacemaker and subcutaneous implantable cardioverter defibrillator over 18 months [J]. Eur Heart J, 2020, 41（Suppl 2）: 775.

[38] BREEMAN K, SWACKHAMER B, BRISBEN A J, et al. Long-term performance of a novel communicating antitachycardia pacing-enabled leadless pacemaker and subcutaneous implantable cardioverter-defibrillator system: a comprehensive preclinical study [J]. Heart Rhythm, 2022, 19（5）: 837-846.